AF628194

Schönle

Schmerzfrei & aktiv nach der Rücken-OP

Liebe Leserin, lieber Leser,

wenn es um die eigene Gesundheit geht, darf man nichts dem Zufall überlassen. „Für eine bessere Medizin und mehr Gesundheit im Leben“: So lautet das Qualitätsversprechen der Marke Thieme. Ärztlich Tätige, Pflegekräfte, Physiotherapeuten oder Hebammen – sie alle verlassen sich darauf, dass sie von Thieme, dem führenden Anbieter von medizinischen Fachinformationen und Services, die entscheidenden Informationen zur richtigen Zeit am richtigen Ort bekommen. So können sie die Menschen, die sich ihnen anvertrauen, bestmöglich unterstützen. Auch Sie können sich auf die TRIAS Ratgeber mit dem Thieme Qualitätssiegel verlassen! Diese Informationsangebote helfen Ihnen dabei, die richtigen Entscheidungen zu treffen, wenn es um Ihre Gesundheit geht, selbst daran mitzuwirken, gesund zu werden, sich gesund zu erhalten oder das Fortschreiten einer Erkrankung zu vermeiden. Mit einem TRIAS Titel aus dem Hause Thieme überlassen Sie Ihre Gesundheit nicht dem Zufall!

Ihr TRIAS Team

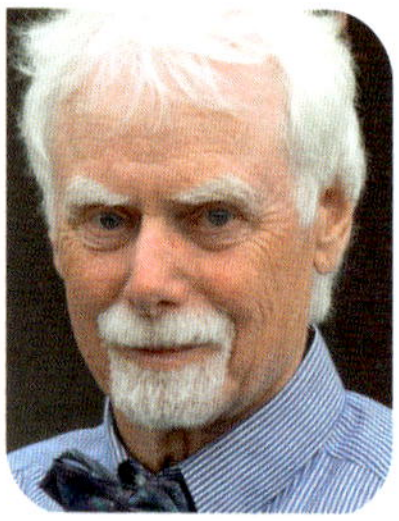

Dr. med. Christoph Schönle ist ehemaliger Chefarzt für Orthopädie an der Rehaklinik Lindenplatz in Bad Sassendorf. Er ist Facharzt für Orthopädie, Physikalische und Rehabilitative Medizin, Chirotherapie, Osteopathie und Sportmedizin. Aus diesen verschiedenen Perspektiven betrachtet er Ihre Rückenschmerzen.

Dr. med. Christoph Schönle

Schmerzfrei & aktiv nach der Rücken-OP

Rückenschonende Übungen
für Bandscheiben und Wirbelsäule

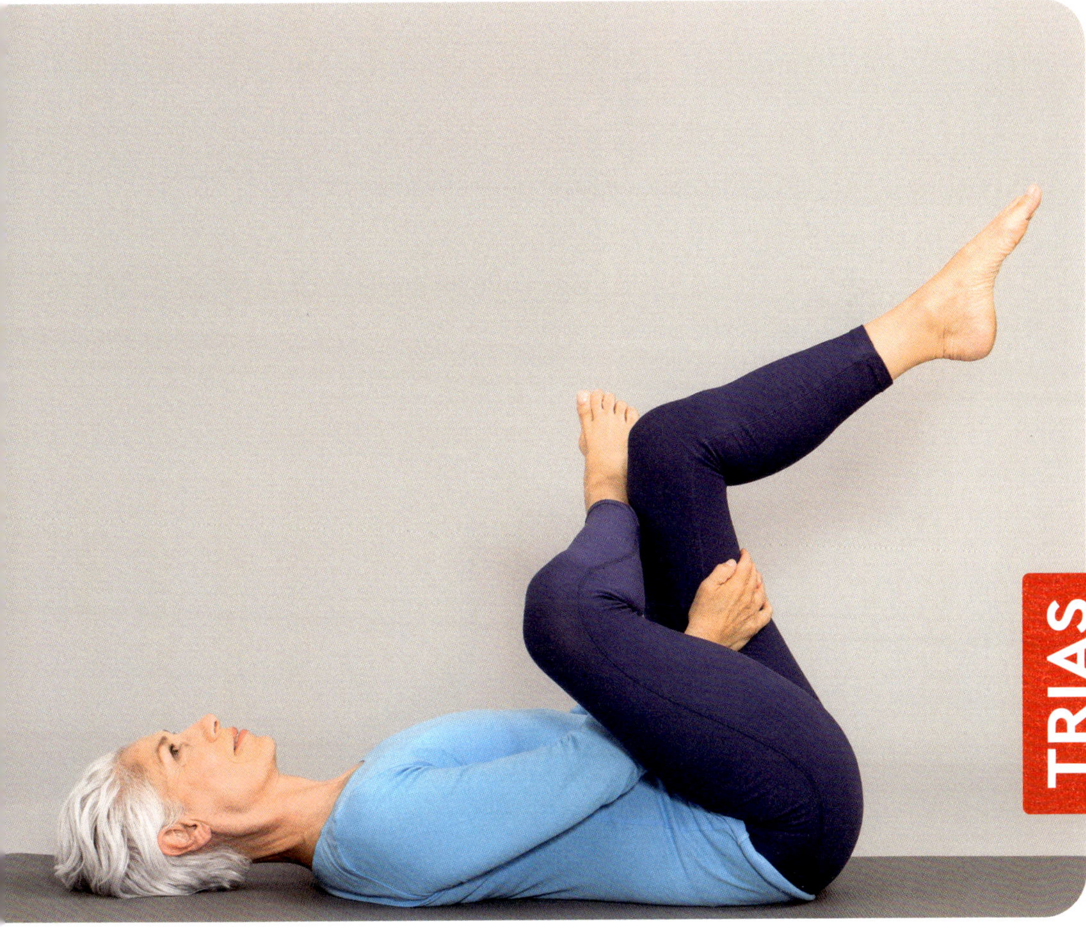

TRIAS

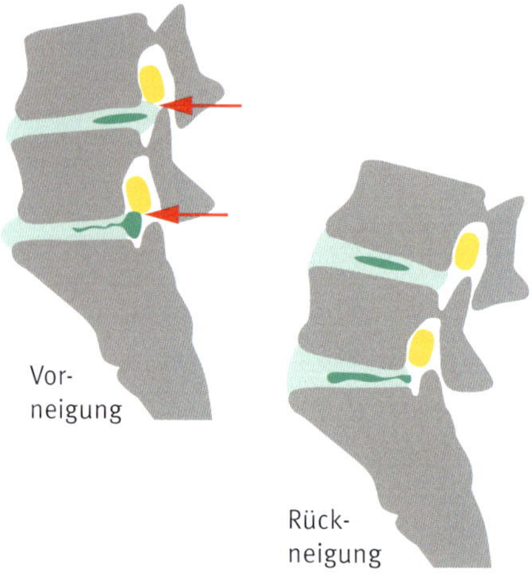
Vor-
neigung
Rück-
neigung

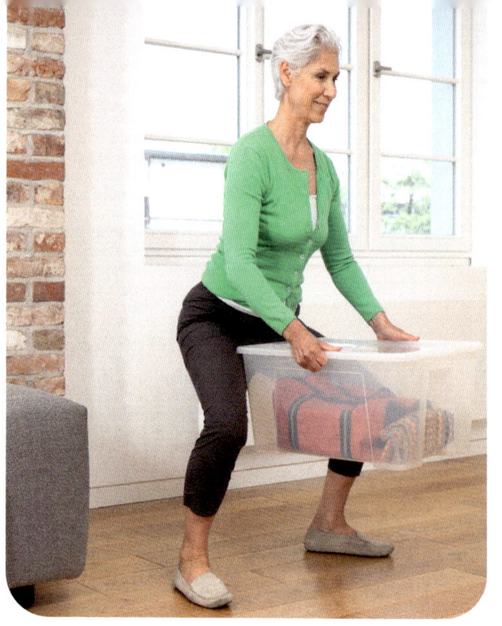

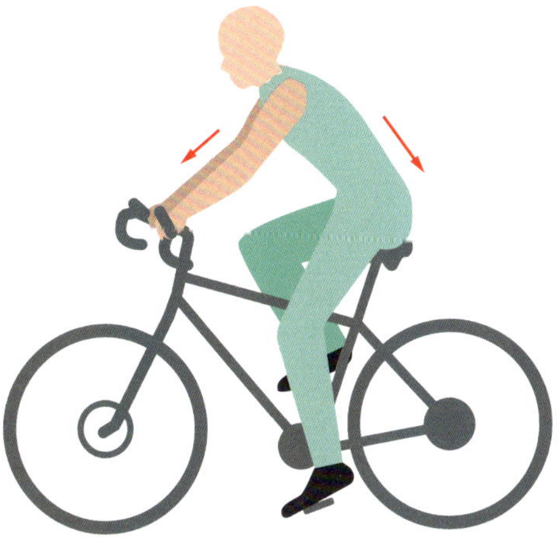

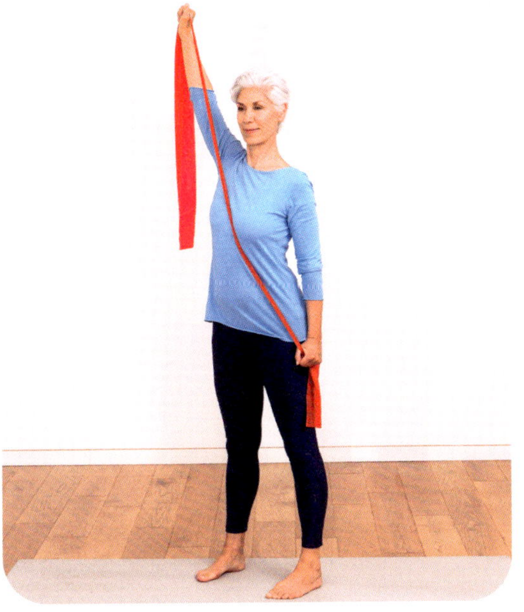

Vorwort

Rückenschmerzen sind seit Menschengedenken ein leidvolles Thema. Schon Hippokrates versuchte, den Schmerzen und Verkrümmungen der Wirbelsäule mit Streckapparaten zu Leibe zu rücken. Wirbelsäulenskelette aus der Neusteinzeit, aber auch ägyptische Mumien und mittelalterliche Skelette weisen degenerative und entzündliche Veränderungen auf, die sich auf den Röntgenbildern der Patienten unserer modernen Gesellschaft in identischer Weise widerspiegeln. Insofern hat sich der Problembereich nicht geändert.

Dagegen hat die Therapie der Rückenbeschwerden große Fortschritte gemacht. Während noch 1920 ein Patient mit Bandscheibenvorfall sterben musste, wenn er aufgrund einer Blasenlähmung eine Nierenbeckenentzündung erlitt, sind heute die operativen Möglichkeiten weit vorangeschritten.

Jedoch ist auf die operative Euphorie zwischen den Jahren 1970 und 2000, als jeder noch so minimale Bandscheibenvorfall operativ entfernt wurde, die Ernüchterung gefolgt. Zu viele Menschen hatten nach diesen Eingriffen Folgebeschwerden. Der Grund dafür waren nicht nur die operativen Komplikationen, sondern auch die Operationsmethoden, bei denen ein Großteil der Bandscheibe entfernt wurde – was man aus dem löblichen Grund vornahm, um einen erneuten »Rezidiv«-Vorfall sicher auszuschließen. Damit wurde aber die Pufferfunktion der Bandscheibe gänzlich zerstört, und viele, zunächst erfolgreich Operierte, klagten einige Jahre später über schmerzhafte Instabilitäten. Infolgedessen mussten anschließend die Wirbelsegmente mit Metallschrauben versteift werden.

Heute ist man deutlich zurückhaltender: Eine Notoperation kommt nur in Betracht, wenn eine akute Nervenschädigung, eine starke Instabilität oder eine andere akute Notwendigkeit (z. B. Fraktur) besteht. Ansonsten wird eine – oft lang dauernde – konservative Therapie empfohlen. In dieser Heilungsphase der Rückenschmerzen sollten Sie als Patient Geduld aufbringen und nicht verzagen, sondern neben dem rückengerechten Verhalten und der regelmäßigen Durchführung der Übungen auch selbst

Ihren Rücken »managen«: Sie sollten Ihre Symptome und die Nervenfunktionen beobachten, notieren und bei Veränderungen alsbald den Arzt aufsuchen. Dabei ist die Zunahme bzw. Abnahme der Schmerzen ein wichtiger Hinweis auf falsches Verhalten – oder auf einen steten Behandlungserfolg.

Das gilt auch für die Heilungsphase nach einer Operation. Hier können aus der Veränderung der Symptome Rückschlüsse gewonnen werden: Schmerzverstärkende oder schmerzlindernde Ereignisse, welche die Heilung stören oder fördern können, werden dadurch erkannt.

Ist eine Operation unvermeidbar, dürfen Sie sich vertrauensvoll in die Hände der Fachleute begeben. Die Operationsmethoden haben sich in den letzten Jahren deutlich verbessert und verfeinert. Viele Rückenleiden werden heute mit minimalinvasiven Methoden sicher operiert, ohne dass Folgeschäden auftreten. Durch kleine Operationsschnitte werden die Rumpfmuskeln geschont und postoperative Veränderungen der Wirbelsäulenfunktion vermieden oder verringert.

Nach einer Operation, aber auch beim akuten und chronischen Rückenschmerz, ist es möglich, ein sicheres und rückenschonendes Therapieprogramm durchzuführen. Dabei werden biomechanische Erkenntnisse und sportmedizinische Trainingsvorgaben angewandt, die den Heilungsverlauf leider zwar nicht beschleunigen, den Heilungsprozess aber gegen Rückschläge absichern – und damit präventiv gegen erneute Rückenbeschwerden wirken. Die einzelnen der an diesen Studien beteiligten Ärzte und Wissenschaftler können hier nicht alle genannt werden, aber zum Nachvollziehen der Quellen wird im Anhang auf einige Publikationen hingewiesen, in denen die betreffenden Autoren in aller gebührender Ausführlichkeit zitiert sind.

Rückenschonende Verhaltensweisen und Übungen sind für eine Vielzahl von verschiedenen Rückenkrankheiten und auch für die Therapie nach Wirbelsäulenoperationen sinnvoll. Natürlich ist aber jeder Krankheitsfall einzigartig, und daher ist eine Therapie immer individuell anzuwenden. Die medizinische Therapie hat bisher große Fortschritte zu verzeichnen. Gerade im operativen Bereich werden ständig neue, wirkungsvolle Methoden entwickelt, die aber hier nicht alle erwähnt werden.

Deshalb stehen der Ratschlag und die Therapieverordnung des behandelnden Arztes oder des Operateurs immer an erster Stelle.

Die Bezeichnung von Personen, Berufsbezeichnungen, Erkrankten, Betroffenen, Familienangehörigen etc. in diesem Buch beinhaltet immer die weibliche, männliche, sächliche und diverse Form, auch wenn es nicht immer gesondert erwähnt wird.

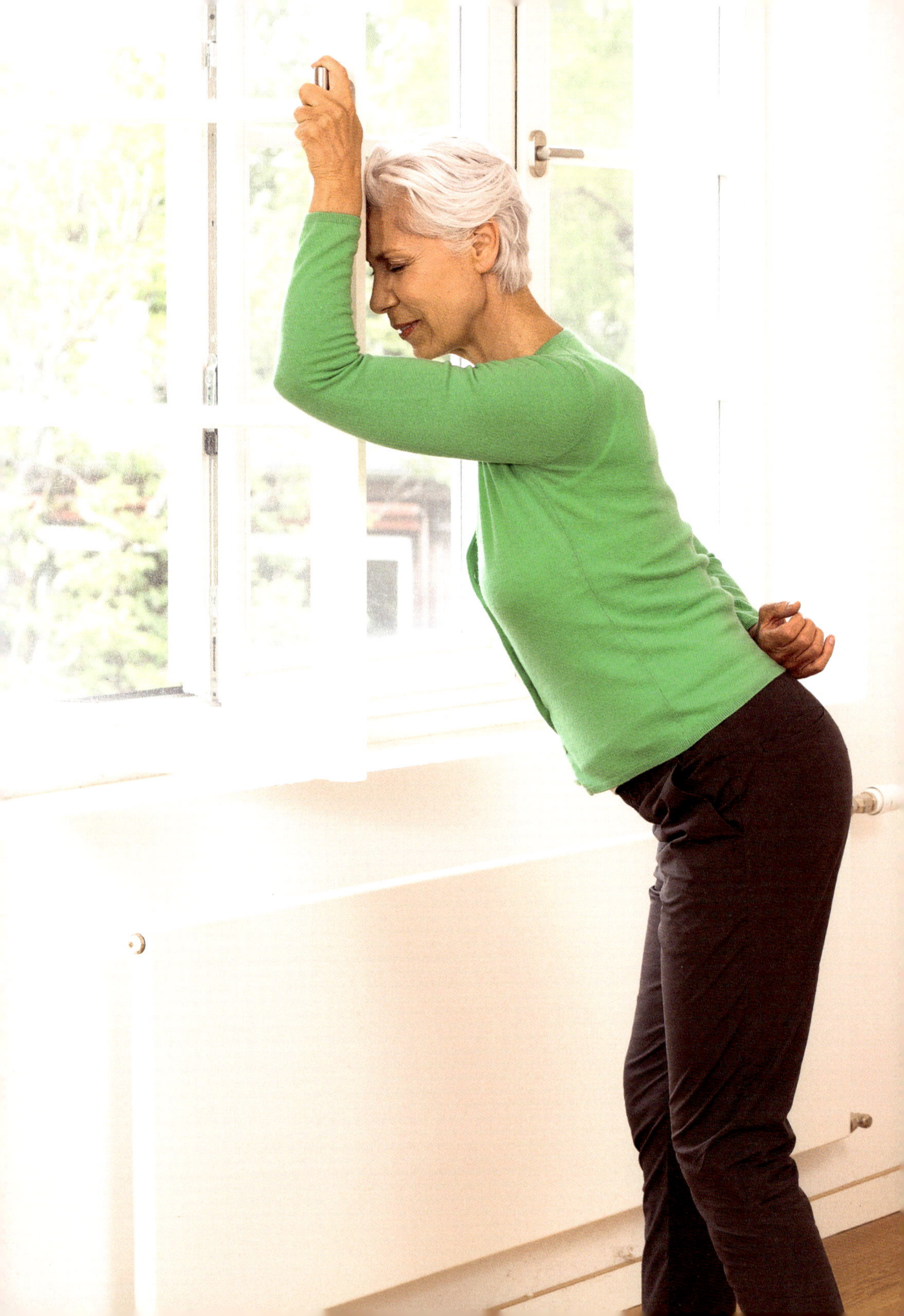

Rückenschmerzen verstehen

Will man Rückenschmerzen gezielt behandeln, oder ist sogar eine Operation nötig, ist eine Analyse der Ursache wichtig. Sie als Patient können dazu viel beitragen.

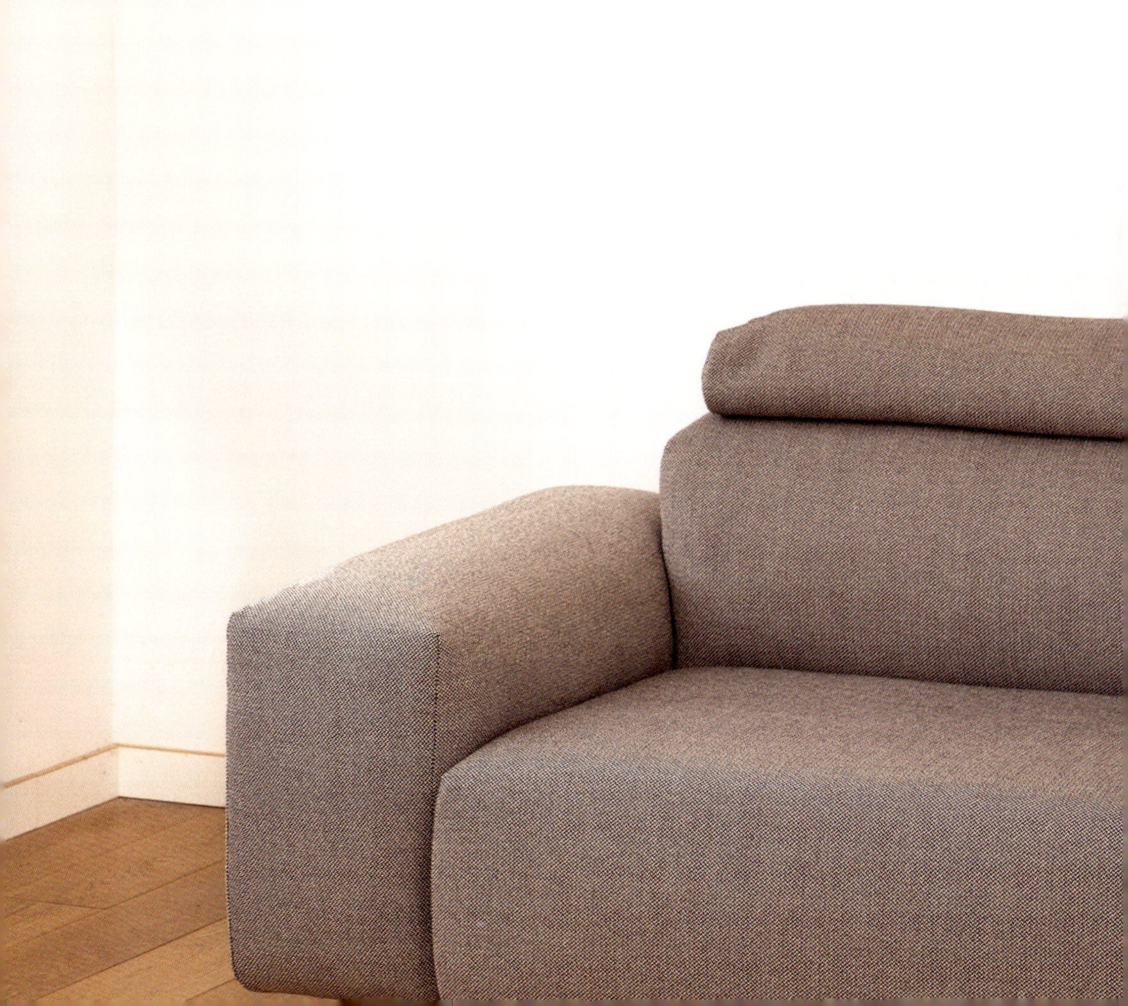

Wo der Schmerz seinen Ursprung haben kann: Aufbau der Wirbelsäule

Die Wirbelsäule ist keine stabile Säule, sondern eine Aufeinanderreihung von knöchernen Wirbelkörpern, die durch bewegliche Elemente (Bandscheiben, Bänder) flexibel verbunden sind.

Bei Rückenschmerzen ist es notwendig zu erkennen, welches Wirbelsegment der 24 Wirbel betroffen ist (Abbildung S. 11 oben). Denn wenn man Manualtherapie, Spritzenbehandlung oder sogar eine Operation durchführt, möchte man schon genau das Wirbelsegment behandeln, wo die Schmerzen entstanden sind.

Auch nach einer Operation können erneut Rückenschmerzen auftreten: Dann ist es genauso wichtig zu erkennen, ob es sich um dasselbe Wirbelsegment (vielleicht nun aber die andere Seite?) oder ein anderes (beispielsweise durch ein abgesacktes Hämatom o. a.) handelt.

Ebenso genau sollte auch bei Schmerzen diagnostiziert werden, welche Struktur des Segmentes (Wirbelgelenk, Bandscheibe, Spinalnerv, Wirbelkörper usw.), (Abbildungngen S. 11 und 12) die Ursache für die Beschwerden ist. Das ist nicht immer einfach; aber zusammen mit Ihrer Beschreibung der Schmerzlokalisation und des Schmerzcharakters (»Das Alarmsystem des Körpers«, S. 12 und »Schmerzanalyse«, S. 13) kann der Arzt die Schmerzursache durch seine Untersuchung und durch weitere diagnostische Maßnahmen eingrenzen (vgl. Exkurs »In der Sprechstunde beim Arzt«, S. 25).

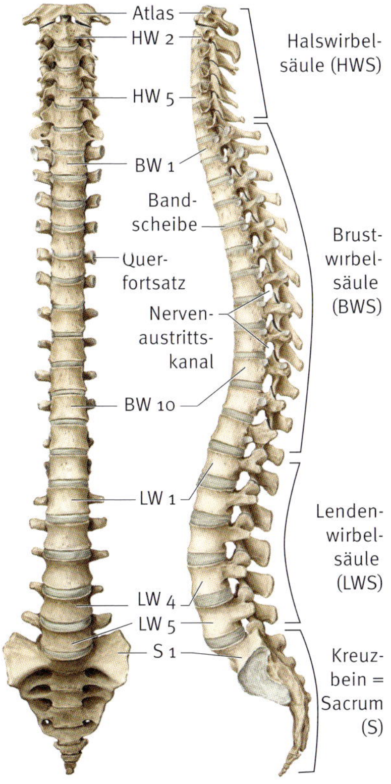

Die ganze Wirbelsäule, von vorn (linkes Bild) und von der Seite gesehen (rechtes Bild). HW = Halswirbel, BW= Brustwirbel, LW = Lendenwirbel. Der erste Halswirbel (HW1) wird auch »Atlas« genannt. Die meisten medizinischen Probleme sind in der unteren Lendenwirbelsäule (Segmente LW 4/5 und LW 5/S1) lokalisiert. Hier treten besonders häufig Bandscheibenveränderungen, Wirbelgelenkverschleiß, Instabilitäten und Nervenkompressionen auf. Am zweithäufigsten ist die Halswirbelsäule betroffen.

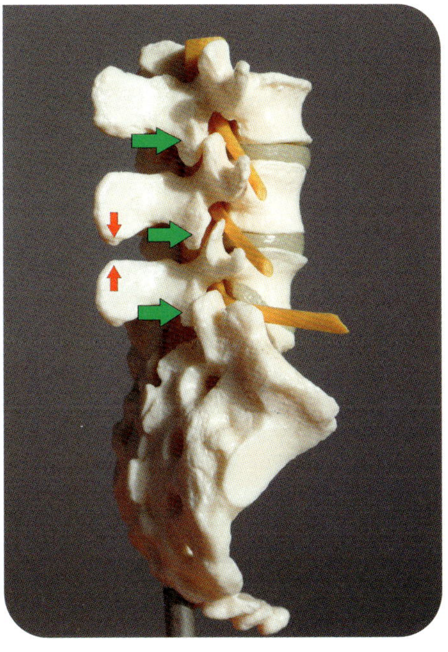

Wirbelsäule mit 3., 4. und 5. Lendenwirbelkörper sowie Kreuzbein schräg von hinten: Die gelben Nerven (in der Lendenwirbelsäule genannt »L«= Lumbalnerven) treten in jedem einzelnen Segment durch die Nervenaustrittskanäle aus und versorgen bestimmte Muskeln bzw. Areale der Haut an den Beinen (Abbildung S. 21). Die Wirbelgelenke (s. grüne Pfeile) können im Laufe des Lebens auch verschleißen (= Arthrose der Wirbelgelenke = Spondylarthrose). Hier wäre die Rückneigung schmerzhaft. Die beiden roten Pfeile weisen auf eine andere Schmerzursache bei extremer Rückneigung hin: Manchmal kann ein Kontakt der beiden Dornfortsätze zu Schmerzen führen (= Morbus Baastrup).

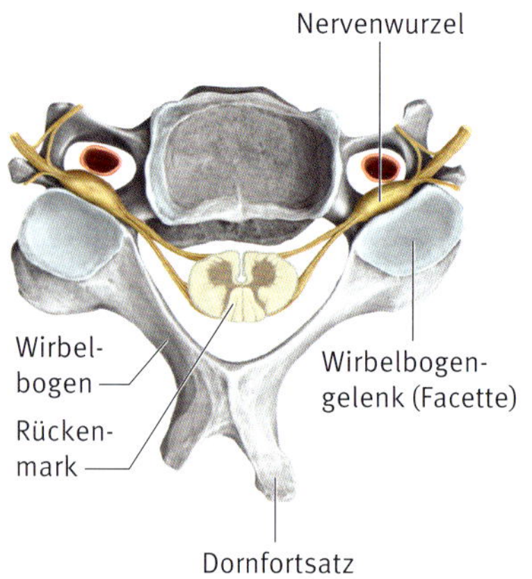

Schünke M, Schulte E, Schumacher U. PROMETHEUS LernAtlas,
Grafiken: Voll M, Wesker K; Thieme; 2018

Querschnitt durch die Lendenwirbelsäule. In der Lendenwirbelsäule ist kein Rückenmark mehr vorhanden – dieses reicht im Spinalkanal nur bis in die Höhe des 1. Lendenwirbels. Die Nervenstränge (gelb) aus dem Rückenmark verlaufen aber innerhalb des Spinalkanals der Lendenwirbelsäule und gelangen dann im jeweiligen Segment nach außen. Dabei müssen die austretenden Nerven das Neuroforamen (Nervenaustrittskanal, Abbildung Lendenwirbelsäule S. 11 unten) passieren. Der Spinalkanal ist außerdem mit Venen (blau) ausgekleidet. Auch die Wirbelsäulenbänder sind eingezeichnet.

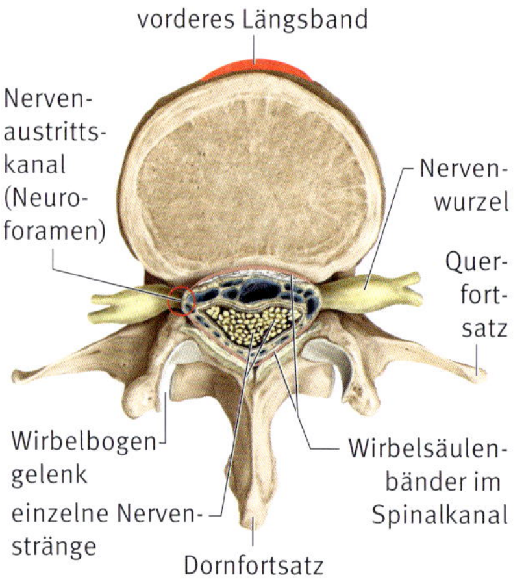

Schünke M, Schulte E, Schumacher U. PROMETHEUS LernAtlas,
Grafiken: Voll M, Wesker K; Thieme; 2018

Querschnitt durch die Halswirbelsäule, durch das Rückenmark (hellgelb) und die daraus austretenden Nerven (gelb), die von einer Hülle umgeben sind. Die Nerven der Halswirbelsäule versorgen segmenttypische Areale der Arme.

Das Alarmsystem des Körpers

Schmerz ist ein unangenehmes Sinnes- und Gefühlserlebnis, das mit aktuellen und potenziellen Gewebeschädigungen verknüpft ist oder mit Begriffen solcher Schädigungen beschrieben wird.[1]

Im Rückenbereich befinden sich schmerzleitende Nervenfasern in der Haut, den Muskelfaszien, Muskeln, Sehnenansätzen, Knochenhaut, Bändern, Gelenkkapseln und im Bandscheibenfaserring (= Anulus fibrosus). Im Gallertkern der Bandscheibe konnten dagegen bisher keine Schmerzfasern festgestellt werden. Diese Nerven leiten Schmerzen aus den krankhaft veränderten Körperarealen ans Gehirn. Damit können Sie als Patient oft recht genau angeben, wo der

Schmerz lokalisiert ist. Aber auch Schäden bzw. Verletzungen an den Nerven selbst und an den Rückenmarkshäuten (Dura) werden als Schmerz empfunden. Häufig strahlen diese Schmerzen in andere Körperregionen aus. Außerdem können Schmerzen aus den inneren Organen (Niere, Bauchspeicheldrüse, Darm, Unterleibsorgane, Blase usw.) ebenfalls in den Rückenbereich projiziert werden.

Schmerzanalyse

Eine genaue Analyse der Schmerzen hilft nicht nur dem Arzt, sondern auch Ihnen als Patient, die Schmerzursache weiter einzugrenzen. Die Anamnese (Krankheitsgeschichte) ist ein wichtiger Baustein der Diagnostik. Erfahrungsgemäß kann ein Arzt schon anhand der Anamnese zu etwa 30 % eine sichere Diagnose stellen.

Der Schmerzcharakter (akut, neuropathisch, kolikartig usw.) und die Schmerzausbreitung sind wichtige diagnostische Zeichen. Die Art der Schmerzen kann Hinweise auf die Ursache und Lokalisation geben.

Schmerzcharakter

Akuter (nozizeptiver) Schmerz: Akute Schmerzen an Muskeln, Gelenken, Bändern, Faserring, Knochenhaut kann man als reißend, scharf, schneidend, durchzuckend, zuckend, stechend, brennend, ziehend, krampfartig und evtl. ausstrahlend beschreiben.

Schmerz bei Entzündungen oder wiederholten Reizungen: Für diese krankhaften Veränderungen ist ein wiederkehrender Schmerzrhythmus typisch, den man als pochend, klopfend, hämmernd, pulsierend, heiß oder bohrend angeben kann. Er ist häufig bei chronischen Reizungen (bzw. Kompressionen), bei Schwellungen der Gelenkschleimhäute, bei Entzündungen und gelegentlich auch bei Tumoren.

Neuropathischer Schmerz: Vom neuropathischen Schmerz spricht man, wenn das Nervensystem selbst an der Ursache von Schmerzen beteiligt ist, beispielsweise bei Verletzungen, Kompressionen, Quetschungen oder Entzündungen der Nervenfasern, aber auch bei Stoffwechselstörungen der Nerven und bei anderen Nervenschäden.

Typisch für neuropathischen Schmerz: Taubheitsgefühle, oder aber auch Kribbeln, Ameisenlaufen, unangenehme oder schmerzhafte Missempfindungen auf der Haut bei Berührung. Manchmal kann bei Nervenschäden auch eine gesteigerte Schmerzempfindlichkeit bei schon geringfügigen Reizen bzw. Berührungen, die bei gesunden Menschen keinen Schmerz auslösen würden (typisch bei Erkrankungen wie Zoster, Polyneuropathie, Hirninfarkt), vorhanden sein. Aber auch spontan auftretende, einschießende und stechende Schmerzattacken sind möglich.

Koliken: Bei Unterleibserkrankungen sowie bei Nieren-, Gallen- oder Pankreassteinen, aber auch bei Herzerkrankungen können starke, an- und abschwellende (= kolikartige) Schmerzen auch in den Rückenbereich ausstrahlen. Oft sind auch weitere Symptome (Übelkeit, Erbrechen, Bauchkrämpfe, Blut im Urin, Harnverhalt usw.) vorhanden. Aber auch andere Erkrankungen der inneren Organe können derartige Schmerzen auslösen. Selten können akut eingeklemmte Nerven im Spinalkanal ähnliche Schmerzkoliken imitieren.

Schmerzlokalisation

Während ein Schmerz der inneren Organe dumpf oder kolikartig ist und oft nicht genau lokalisiert werden kann, spüren Sie an den Bewegungsorganen oder an der Wirbelsäule meist recht genau, wo der Schmerz seinen Ursprung nimmt. Häufig kann man durch Druck oder Beklopfen von außen die Schmerzlokalisation noch genauer eingrenzen – bei der Wirbelsäule durch Druck auf die Dornfortsätze, die in der Mitte des Rückens als runde, feste Vorwölbungen zu tasten sind. Klopft der Arzt vorsichtig diese Dornfortsätze bei der Untersuchung ab, dann berichtet der Patient bei mechanischen Ursachen oft ziemlich genau, welches der 24 Wirbelsegmente besonders schmerzt. Meist ist hier dann auch die krankhafte Veränderung (Bandscheibenvorwölbung oder -vorfall, Wirbelgleiten, Wirbelbruch, Wirbelgelenkarthrose, aber auch Entzündung o.Ä.) zu finden. Nicht selten finden sich zusätzlich sogenannte Triggerpunkte, also druckschmerzhafte Punkte in der umgebenden Muskulatur. Sie entstehen wahrscheinlich durch eine Verspannung der Muskulatur im betroffenen Gebiet.

Schmerzen im Rücken beim Husten, Niesen oder Pressen: Direkt nach einer Operation oder bei akuten Rückenschmerzen führt eine Druckerhöhung im Bauch (Husten, Niesen, Pressen) zu lokalen Schmerzen im betroffenen Wirbelsegment. Auch bei Entzündungen im Rücken, Bandscheibenschäden etc. sind derartige Symptome häufig.

Ausstrahlende Schmerzen: Ein ausstrahlender Schmerz kann verschiedene Ursachen haben:

- **Muskuläre Verspannungen:** Hält ein Schmerz mehrere Tage an, dann hat der Körper das Bedürfnis, diese Körperregion ruhig zu stellen. Dazu werden unwillkürlich die Muskeln der betroffenen Region angespannt. Da Muskeln es aber nicht gewohnt sind, über viele Tage ständig angespannt zu bleiben, kommt es bald zu Muskelverhärtungen oder Verkrampfungen. Auch hier können dann Druckschmerzen in den betroffenen Muskeln (Tenderpoints) ausgelöst werden.
- **Muskelkrämpfe** können nach sportlicher Überlastung, bei Elektrolyt- oder Magnesiummangel, seltener bei endokrinologischen Krankheiten auftreten.

Sie können aber auch Zeichen einer neurologischen Krankheit bzw. einer Irritation oder Kompression eines Nervs sein.

- **Blockierungen:** An der Wirbelsäule, an den Wirbelrippengelenken und an der Iliosakralfuge können auch schmerzhafte Blockierungen entstehen. Sie sind Folge dieser Muskelverspannungen oder vielleicht auch Folge von Einklemmungen der Gelenkschleimhaut.
- **Nervenkompression:** Wird ein Nervenstrang oder das Rückenmark durch eine pathologische Struktur (vorgewölbte Bandscheibe, Knochenvorsprung, Bluterguss usw.) komprimiert, strahlen die Schmerzen typischerweise im Verlauf des Nervens aus (Abbildung S. 19). Das ist ein wichtiger Hinweis, weil die verschiedenen Nerven in unterschiedlichen Wirbelsegmenten entspringen und sehr exakt in ihr »Dermatom« (Ausbreitungsgebiet des Nervens in der Haut) ausstrahlen. Anhand der Ausstrahlung der Schmerzen, besser noch anhand von Taubheits- bzw. Kribbelgefühlen in den Armen oder Beinen, kann man erkennen, welcher Nerv betroffen ist (Abbildung S. 21). Auch die in die Gesäßregion ausstrahlenden Schmerzen (= »Ischiasbeschwerden«) können Folgen eines – meist im Rückenmarkskanal (Spinalkanal) – gequetschten Ischiasnervs sein.
- **Nerven- bzw. Rückenmarkskrankheiten oder -entzündungen:** Auch Erkrankungen des Rückenmarks und der Nerven (Entzündungen, Syringomyelie, Multiple Sklerose usw.) können ausstrahlende Schmerzen auslösen.
- **Schmerzprojektion:** Hierbei projizieren sich die Schmerzen in eine andere Körperregion. So sind für einen Herzinfarkt Schmerzen typisch, die auch in den linken Arm ausstrahlen, obwohl die Armnerven davon gar nicht betroffen sind. In ähnlicher Weise können Krankheiten der anderen inneren Organe Schmerzen in den Armen, Beinen oder in der Wirbelsäule verursachen. Beispiele: Ein unerkannter Tumor in der Lungenspitze verursachte Schmerzen im Schulter-Arm-Bereich. Ein Blasentumor wurde lange unerkannt als »Lumbalsyndrom« behandelt.

Zeitlicher Zusammenhang der Schmerzen

Der zeitliche Zusammenhang oder die Verschlimmerung der Rückenschmerzen bei bestimmten Tätigkeiten können weitere Hinweise auf die Ursachen geben (Tabelle Schmerzverläufe, S. 16). Abhängig von der Körperhaltung bzw. von der Körperposition werden bestimmte Wirbelstrukturen stärker belastet, was zu Schmerzen führen kann. Einige dieser krankhaften Veränderungen der Wirbelstrukturen (Bandscheiben, Wirbelgelenke usw.) werden in den nächsten Kapiteln ausführlicher dargestellt.

Auflistung von typischen Schmerzverläufen und Symptomen bei Rückenschmerzen.

Zu beachten sind die akuten Komplikationen (*kursiv dargestellt*), die eine baldige Diagnostik und Behandlung erfordern. Bei Koliken oder neurologischen Ausfällen (Abschnitt »Wenn die Nerven im Rückenbereich gequetscht werden«, S. 18) ist eine sofortige Diagnostik notwendig. Haben Sie schmerzlindernde Positionen analysiert, können Sie diese bei der Behandlung Ihrer Rückenschmerzen einsetzen (Tabelle S. 54).

Auftreten bzw. Verstärkung der Schmerzen	mögliche Ursachen	typische Schmerzform bzw. Verlauf
vor allem morgens, etwa ein bis zwei Stunden anhaltend, oft mit einem Steifheitsgefühl verbunden	• Morbus Bechterew • Polymyalgia rheumatica	*im Verlauf des Tages deutliche Besserung*
tagsüber gleichbleibend	alle möglichen Ursachen	
Belastung verschlimmert	mechanische Ursache: • Defekt der Bandscheiben • Defekt der Wirbelkörper • Wirbelgleiten • Wirbelgelenkarthrose • Passagere Nerveneinklemmung u. a.	Schmerz ist bei bestimmten Haltungen oder Bewegungen oft plötzlich verstärkt, mitunter auch mit Ausstrahlung in die Beine (bei HWS in die Arme)
nach längerem Stehen verschlimmert	mechanische Ursache: Zunahme der Hohlkreuzhaltung im Stehen und damit verstärkte Belastung der Bandscheiben-Hinterkanten oder der Wirbelbogengelenke	ziehender Schmerz, manchmal auch mit Ausstrahlung
nach längerem Sitzen verschlimmert	mechanische Ursache: Meist längere Rundrückenhaltung und damit verstärkte Belastung der Vorderkanten der Lendenwirbel mit Druck auf die Bandscheiben	ziehender Schmerz, manchmal auch mit Ausstrahlung
nach längerem Gehen in einem oder in beiden Beinen verschlimmerte Schmerzen	*Spinalkanalverengung* (spinale Stenose), selten auch *arterielle Durchblutungsstörung* möglich	nach kurzer Pause oft wieder Besserung (Claudicatio spinalis)
tagsüber im Liegen verstärkt	alle möglichen Ursachen	

Auftreten bzw. Verstärkung der Schmerzen	mögliche Ursachen	typische Schmerzform bzw. Verlauf
beim Brustschwimmen schlimmer	mechanische Ursache: längere Position mit verstärkter Hohlkreuzhaltung	Durch Rundrückenhaltung werden die Schmerzen oft besser.
beim Rad fahren mit aufrechtem Oberkörper werden die Schmerzen schlimmer	mechanische Ursache: Durch den Sattel werden Unebenheiten der Straße direkt auf die aufrechte Wirbelsäule übertragen und damit degenerative Bandscheiben oder Wirbelgelenke gereizt.	Durch Rundrücken und Verlagerung des Oberkörpergewichts auf den Lenker werden die Schmerzen mitunter gelindert.
nachts verschlimmerte Rückenschmerzen	oft: nicht an die eigene Körperform angepasste Matratze, *aber auch starke Reizung der Spinalnerven durch eine Nervenkompression, oder auch Nervenentzündung, rheumatische Krankheiten, Wirbelentzündung (Spondylitis), Tumor, Metastase*	*Bei Rheuma, Nervenreizung oder Entzündung werden die Schmerzen durch eine Wärmeanwendung oft verstärkt.*
Schmerzen beim Husten und Nießen bzw. beim Pressen	instabile Bandscheibenvorwölbung oder -vorfall; aber auch Entzündung oder Fraktur	bei Nervenkompression auch mit Ausstrahlung
verstärkte Schmerzausstrahlung in Arme oder Beine	*zunehmende Irritation, Kompression oder Entzündung eines (oder mehrerer) Nerven*	*Zusätzlich sind Taubheitsgefühle oder Schwächen möglich.*
Rückenschmerzen mit Veränderung von Wasserlassen und/oder Stuhlgang	**Achtung!** *Eine starke Kompression der Rückennerven (Cauda equina) ist hier möglich und gefährlich, wenn sie nicht sofort behandelt wird.*	unkontrollierter Urin- oder Stuhlabgang oder auch Urinverhalt
diffuse Rückenschmerzen, von dort in viele Körperregionen ausstrahlend	*neurologische oder internistische Erkrankungen, Knochenkrankheiten (Morbus Paget, Osteomalazie usw.), Infektionen, Fibromyalgie, psychische Veränderungen u.v.a.*	*Je nach Ursache sind außerdem noch andere Symptome möglich.*
an- und abschwellende (= kolikartige) Rückenschmerzen	*akute Krankheiten oder Entzündungen der inneren Organe (vor allem Niere, Pankreas usw.)*	*weitere Beschwerden bei der Verdauung oder dem Wasserlassen möglich*

Achtung

Wenn eine akute Nervenkompression – erkennbar an zunehmenden Taubheitsgefühlen, Schwächen oder Lähmungen der Muskulatur (= Verlust von mehr als 30 % der Muskelkraft) – eingetreten ist, sollte innerhalb der nächsten Tage operiert werden. Wartet man in diesem Zustand mehr als 1–2 Wochen, dann ist die Lähmung oft nicht mehr rückgängig zu machen. Störungen beim Wasserlassen oder Stuhlgang sind ein ernstzunehmendes Warnzeichen einer schweren Nervenkompression. Auch plötzlich auftretende Taubheitsgefühle im Anal- oder Genitalbereich zählen dazu. In diesem Fall ist eine Operation innerhalb der nächsten 24 Stunden notwendig.[9]

Chronische Schmerzen

Während akuter Schmerz eine Warnfunktion hat, wird dem chronischen Schmerz keine Schutzfunktion zugeschrieben. Er führt eher zu einer zermürbenden Immobilität. Typisch für den chronischen Schmerz sind die Dauer über mehr als 6 Monate und die Ausbreitung auf große Körperareale. Die Folge der ständigen Schmerzen sind oft negative psychische, physische und soziale Veränderungen. Zudem können durch die oft über Monate eingenommenen Schmerzmedikamente (S. 44) starke Nebenwirkungen auftreten. Bei chronischem Schmerz ist es daher das therapeutische Bestreben, die körperliche Aktivität zu erhöhen, den Schmerzmittelverbrauch zu senken und die Psyche zu stabilisieren. Das Ziel einer derartigen Therapie könnte lauten: »Sie werden nach den Übungsprogrammen vielleicht die gleichen Beschwerden haben, aber Ihr Aktivitätsniveau hat sich deutlich erhöht«.

Unabhängig von diesen Therapiemethoden müssen auch bei chronischen Rückenschmerzen immer wieder neue diagnostische Maßnahmen in Erwägung gezogen werden, weil zum Beispiel eine kleine pathologische Veränderung im Spinalkanal übersehen werden kann, oder eine andere, seltenere Erkrankung vorliegt, die der Arzt nicht erkannt hat. So ist es für Patienten mit einem Morbus Bechterew beispielsweise typisch, dass die Krankheit erst nach vielen leidvollen Jahren diagnostiziert wird.

Wenn die Nerven im Rückenbereich gequetscht werden

Zieht der Schmerz ins Bein, so ist eine mechanische Reizung der Nervenwurzel durch eine Bandscheibenvorwölbung oder einen -vorfall oder ein Wirbelgleiten und anderes wahrscheinlich. Eindeutig ist eine Nervenquetschung, wenn zusätzlich Taubheitsgefühle und/oder Lähmungen auftreten. Häufig sind dann auch

» Die vom Rückenmark nach außen abgehenden Nerven (sog. Nervenwurzeln) werden nach dem entsprechenden Wirbelsegment (Abbildung S. 11) gezählt. Die Nervenabgänge heißen: C = Cervical (Halswirbelsäule), Th = Thorakal (Brustwirbelsäule), L = Lumbal (Lendenwirbelsäule), S = Sakral (Kreuzbein). »L3« ist also derjenige Nerv, der zwischen dem 3. und dem 4. Lendenwirbelkörper (LW 3 und LW 4) nach außen gelangt. Die Nerven führen in den Körper und versorgen in den Extremitäten ganz bestimmte Hautareale (= Dermatome) und definierte Muskeln (Tabelle S. 20 und Abbildung S. 21). Daher kann man schon anhand der Kribbel- oder Taubheitsgefühle an der Haut diagnostizieren, in welchem Wirbelsegment eine Nervenwurzel komprimiert oder geschädigt ist. Oft strahlen die Schmerzen auch von der Wirbelsäule in den Nervenverlauf aus. (Hinweis: Wenn ein Nerv außerhalb der Wirbelsäule geschädigt ist, sind die Ausbreitungsgebiete anders.)

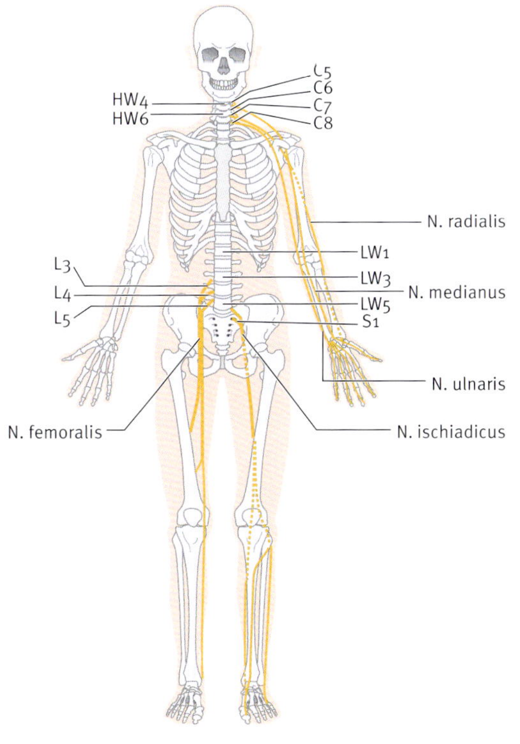

die Reflexe auf einer Seite abgeschwächt oder erloschen.

Bei Rückenschmerzen – oder auch in der Heilungsphase nach einer Wirbelsäulenoperation – sollte die Nervenfunktion regelmäßig geprüft werden, um eine Verschlechterung rechtzeitig zu erkennen. Da der Arzt nicht immer gleich zur Stelle ist, können – und sollten – Sie auch als Patient wissen, wie Sie Taubheitsgefühle und beginnende Lähmungen erkennen.

Bei rechtzeitiger Operation besteht die Aussicht, dass die Funktion des Nervs nach einigen Wochen wieder hergestellt ist.

Es ist daher sinnvoll, immer wieder zu prüfen, ob ein Taubheitsgefühl an den Extremitäten frisch aufgetreten und/oder eine Muskelschwäche eingetreten ist. Dies können Sie beispielsweise für die Beinnerven recht leicht durchführen, indem Sie den Gang auf den Hacken, dann auf Zehenspitzen und anschließend eine Kniebeuge durchführen (Tabelle unten). Wenn hier Veränderungen auftreten, oder wenn Stuhlgang oder Wasserlassen verändert sind (entweder Harnverhalt oder aber auch unwillkürlicher Harn- bzw. Stuhlabgang), müssen Sie dringend zum Arzt – denn dann wird ein Nerv zunehmend eingeklemmt. Gleiches gilt für Taubheitsgefühle und/oder Schwächen im Arm bzw. in der Hand.

Die Tabelle unten und die Abbildung (S. 21) zeigen, wie Sie Taubheitsgefühle kontrollieren und Lähmungen bestimmter Muskeln erkennen können.

Die einzelnen Nerven versorgen in verschiedenen Etagen der Wirbelsäule unterschiedliche Muskeln und Hautareale.

Bei einer Nervenkompression im Rücken treten je nach Höhe des Wirbelsegments typische Taubheitsgefühle, Reflexausfälle und Schwächen bestimmter Muskeln auf. Die oberen Nerven C1–C4 versorgen die Halsmuskulatur, die Etagen C5–Th1 versorgen die Arme. Allerdings kann ein Nerv auch außerhalb der Wirbelsäule geschädigt sein (Karpaltunnelsyndrom, Sulcus-ulnaris-Syndrom usw.), dann sind andere Muskeln betroffen.

Nervenwurzel	betroffener Muskel	Nervenkompression = Schwäche oder Lähmung bei:	Wie prüft man diese Muskeln?	Reflex
Halswirbelsäule				
C5	M. deltoideus (auch M. biceps)	Seitheben des Armes (auch bei Beugung des Ellbogens)	Arme seitlich abspreizen (oder Unterarm beugen mit Gewicht)	BSR
C6	M. extensor carpi	Handgelenkstreckung nach oben	Hand nach oben drücken gegen Widerstand	BRR
C7	M. flexor carpi, M. triceps	Handgelenkbeugung nach unten, auch bei Ellbogenstreckung, Fingerstreckung	Hand nach unten drücken gegen Widerstand, ebenso Fingerstreckung gegen Widerstand, Liegestütz	TSR
C8	M. flexor digitorum	Fingerbeugung	Finger beugen gegen Widerstand	0
Th1	M. interossei	Abspreizung der Finger zur Seite	Finger abspreizen gegen Widerstand	0

Nerven-wurzel	betroffener Muskel	Nervenkompression = Schwäche oder Lähmung bei:	Wie prüft man diese Muskeln?	Reflex
Lendenwirbelsäule				
Th12 bis L3	M. iliopsoas	Hüftbeugung	im Stand (gestrecktes) Bein hochheben oder im Sitzen Knie anheben	0
L2 bis L4	M. quadriceps, M. adductor	Kniestreckung oder Anspreizen der Hüfte	Aufrichten aus leichter Kniebeugehaltung im Stand oder Oberschenkel zusammendrücken	PSR
L4	M. tibialis anterior	Fußhebung	Gang auf der Hacke möglich?	PSR
L5	M. extensor digitorum longus, M. glutaeus medius	Zehenhebung oder Abspreizung der Hüfte	Zehenhebung bzw. Gehen auf der Hacke möglich? Abspreizung der Hüfte in Seitlage nach oben möglich?	0
S1	M. gastrocnemius, M. glutaeus maximus	Zehenstand oder Hüftstreckung	Zehengang möglich? Aufrichten aus Vorneigung möglich?	ASR

Zur Nervenwurzel zugehörige Reflexe: BSR = Bicepssehnenreflex, BRR = Brachio-Radialisreflex, TSR = Tricepssehnenreflex, PSR =Patellarsehnenreflex, ASR = Achillessehnenreflex, 0 = kein spezifischer Reflex

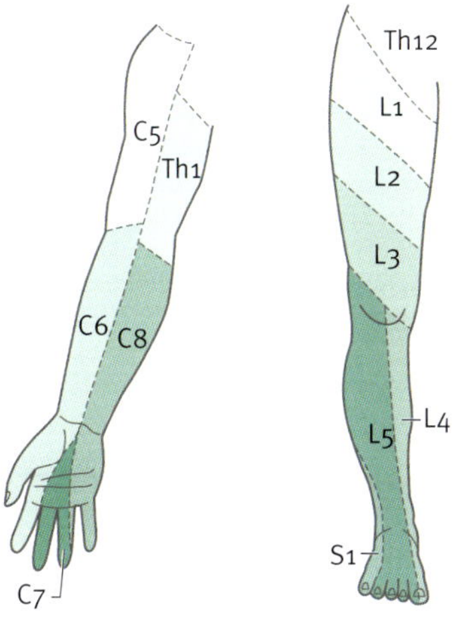

« Je nachdem, in welchen Hautarealen ein Kribbeln oder Taubheitsgefühle auftreten, kann man auf die Etage der komprimierten Nervenwurzel an der Halswirbelsäule (Nervenwurzel C5–C8 oder TH1) bzw. an der Lendenwirbelsäule (Nervenwurzel Th12, L1–L5 oder Steißwurzel S1) schließen. Bei Symptomen ist es sinnvoll, die Sensibilität mit einem Stift auf der Haut anzuzeichnen und für die Dokumentation zu fotografieren. Im Bereich der Brustwirbelsäule (Th2–11) verlaufen eventuelle Taubheitsgefühle entlang der jeweiligen Rippen.

Die in der Tabelle beschriebenen Muskelfunktionen können Sie selbst regelmäßig prüfen, um zu erkennen, ob eine Nervenkompression schlechter oder besser wird.

Weitere Symptome im Rückenbereich

Knacken: Wenn kleine Gelenkschleimhautfalten durch leichten Druck ihre Position ändern, kann es zu Knackgeräuschen kommen. Dies kann bei der Wirbelsäule bei blockierten Wirbelrippengelenken auftreten. Oft können diese funktionellen Störungen schnell durch manuelle Therapie, Chirotherapie oder Osteopathie gelöst werden. Aber ein Knacken kann auch ernsthaftere Ursachen haben: Bei Instabilitäten der Wirbelsegmente, bei knöchernem Kontakt der Wirbel oder bei Knochenbrüchen ist mitunter ein Knacken zu vernehmen. Hier wären die eben genannten Therapieformen schmerzverschlimmernd.

Schmerzen beim Atmen: Bei Wirbelsegmentblockierungen, aber auch bei Knochenbrüchen der Brustwirbelsäule oder der Rippen, können zusätzlich Schmerzen beim Atmen auftreten. Teilweise können Atembeschwerden auch durch Krankheiten von Herz oder Lunge verursacht werden. Nach längerem Liegen (»Wirbelsäulenschonende Lagerung«, S. 47) – beispielsweise nach einer Operation – können Atembeschwerden auch auf eine Lungenembolie hinweisen.

Gang- und Koordinationsstörungen: Störungen beim Gehen oder bei der Hand-Koordination und Einschränkungen der Gangmotorik können durch eine Kompression der Nerven oder auch durch eine Spinalkanalstenose bedingt sein. Allerdings können auch viele andere neurologische und internistische Krankheiten, Durchblutungsstörungen des Gehirns, vor allem aber Störungen des Gleichgewichtsorganes derartige Symptome auslösen.

Schwindel und Kopfschmerzen: Kopfschmerzen haben ihre Ursache eher selten in der Wirbelsäule, weil die Nerven der einzelnen Wirbelsegmente im Nacken, in den Armen, im Brustkorb, Bauchbereich und in den Beinen verlaufen und nicht in den Kopf ziehen. Nur der Nervus occipitalis zieht aus dem 2. Halswirbelsegment in den Hinterkopf und in die Halsmuskeln, und bei Schäden oder Verletzungen der oberen Halswirbelsäule können dort Kopfschmerzen auftreten. Degenerative Veränderungen oder Verletzungen des ersten oder zweiten Halswirbels können jedoch ebenfalls Kopfschmerzen auslösen. Schwindelsymptome können beispielsweise auch bei Bandscheibenvorfällen in der Halswirbelsäule auftreten.

Verspannungen der Halsmuskulatur: Bei Verspannungen der Halsmuskulatur, die oft Begleiterscheinungen von Bandscheibenschäden oder Verschleißerscheinungen der Halswirbelsäule sind, ziehen die Schmerzen bis an den Schädel, wo der Muskel ansetzt. Weiterhin verläuft in kleinen Kanälen der Hals-Wirbelbögen links und rechts im Nacken die Arteria vertebralis, die das Gehirn mit Blut versorgt. Diese Arterie kann bei starken Krafteinwirkungen (z. B. Schleudertrauma, aber auch bei zu kräftigem therapeutischem »Einrenken« usw.) geschädigt werden, wodurch Schwindelgefühle und Kopfschmerzen auftreten können. Vor allem aber auch Erkrankungen des Rückenmarks, des Gleichgewichtsorgans oder des Gehirns können Schwindel und Kopfschmerzen auslösen.

Kältegefühl und Durchblutungsstörungen: Bei echten arteriellen Durchblutungsstörungen ist die ganze Hand (oder der Fuß) kalt und weiß. Dies kann beispielsweise an der Halswirbelsäule beim sogenannten »Thoracic-outlet-Syndrom« auftreten, aber auch bei Verengungen der Beinarterien. Jedoch kann ein Kältegefühl auch auftreten, wenn ein Nerv irritiert wird, dabei bleiben die Extremitäten allerdings rosa und warm. Dieses »falsche« Kältegefühl wird typischerweise nur im Verlauf des irritierten Nervs verspürt (Abbildung S. 21). Eine Durchblutungsstörung ist hier nicht die Ursache.

Spontane Muskelkontraktionen, Faszikulationen: Häufig führt allein eine psychische Aufregung zu einem sogenannten Tremor (Muskelzittern). Das ist nicht besorgniserregend. Bleibt ein Tremor länger bestehen, vor allem in Ruhe, sollte eine neurologische Untersuchung erfolgen, denn es kann sich mitunter auch um eine Erkrankung des Rückenmarks oder des Gehirns handeln. Plötzliche, kaum merkbare kurze Aktionen von kleinen Muskelgruppen in Ruhe (spontane Muskelaktionen) sind normal, wenn sie selten auftreten. Wenn sie öfter und vor allem stärker auftreten (Faszikulationen), zeigen sie an, dass eine Nervenfaser – beispielsweise durch eine Bandscheibe – komprimiert wird. Diese akute Nervenkompression kann der Neurologe auch mithilfe eines EMG (Elektromyogramm) messen.

Achtung

Bei Schwindel und Kopfschmerzen liegen die Ursachen selten in der Halswirbelsäule, sondern oft im Gleichgewichtsorgan, im Gehirn und dessen Blutgefäßen, aber auch an einem Bluthochdruck, an der Herzfunktion oder an Krankheiten der Augen, manchmal auch an der Durchblutung der Arteria vertebralis.

Eine Entzündung der Schläfen-Arterie kann ebenfalls zu Nacken- und Kopfschmerzen führen. Dann liegt eine Arteriitis temporalis (Riesenzellarteriitis) vor, die unbehandelt zur Erblindung führen kann.

Rückenschmerzen in Verbindung mit verschiedenen anderen Symptomen: Diese Aufzählung muss unvollständig bleiben, weil es sehr viele (meist seltene) Krankheiten gibt, die verschiedenste Symptome auslösen können. Hier nun aber einige wichtige Symptome, die eine prompte Abklärung durch einen Arzt erfordern:

- Schmerzen im Bereich der Halswirbelsäule, verbunden mit plötzlichen Schwierigkeiten beim Sehen, können eventuell auch eine Entzündung der Halsarterien (Arteriitis temporalis) anzeigen. Diese muss sofort behandelt werden, sonst kann eine Erblindung die Folge sein.
- Rückenschmerzen älterer Personen (ab 50. Lebensjahr), verbunden mit Schmerzen in beiden Oberarmen und oft auch in beiden Oberschenkeln, die morgens besonders stark sind, sprechen für Muskelrheuma (Polymyalgia rheumatica).
- Chronische Rückenschmerzen bei Menschen zwischen dem 15. und 45. Lebensjahr, oft auch in Begleitung einer Bindehautentzündung, Darmentzündung, Sehnenreizung, Schmerzen in der Iliosakralfuge oder Entzündung der Finger, können auf einen Morbus Bechterew hinweisen.
- Rückenschmerzen mit Blut im Urin sprechen für eine Nieren- oder Blasenerkrankung.
- Schmerzen in der Brustwirbelsäule, verbunden mit Schmerzen im Herzbereich oder im linken Arm oder mit Luftnot, können durch eine Herz- oder auch Lungenerkrankung verursacht sein.
- Rückenschmerzen mit Schmerzen in vielen anderen Gelenken, oft auch mit Kopfschmerzen und mit Fieber verbunden, können durch eine allgemeine Infektion (Grippe, Malaria, Sepsis u. a.) verursacht sein.
- Rückenschmerzen mit starken Kopfschmerzen, vor allem beim Vorneigen des Kopfs verschlimmert (= Meningismus), können auf eine Entzündung des Rückenmarks oder der Hirnhäute hinweisen.
- Rückenschmerzen mit Verdauungsproblemen oder gynäkologischen Veränderungen sprechen für eine Erkrankung der inneren Organe.

In der Sprechstunde beim Arzt

Wer kennt es nicht: Erst stundenlanges Warten im Wartezimmer und dann vom Arzt in wenigen Minuten abgefertigt.

Das Problem dabei ist, dass die Diagnose von Krankheiten nicht immer einfach ist, und dass trotz einer Terminvergabe manche Patienten mehr Zeit benötigen. Das führt zu Unmut bei den Wartenden und zu Stress beim Arzt. Beides ist nicht förderlich für eine gründliche ärztliche Betreuung. Es ist daher hilfreich, wenn Sie sich auf das Arztgespräch schon vorher vorbereiten.

Folgende wichtige Fragen sollten Sie schon vor einer Untersuchung klären:

- Seit wann bestehen die Schmerzen und wie oft treten sie auf?
- Traten die Beschwerden allmählich oder plötzlich (z. B. beim Anheben einer Last) auf?
- Unter welchen Bedingungen und wann sind die Schmerzen verschlimmert (Tabelle S. 16)?
- Wo sind die Schmerzen genau lokalisiert (welche Wirbelkörperhöhe, im Kreuzbein, in der Iliosakralfuge, in der Gesäßregion, im Oberschenkel, in der Leiste, im Nierenbereich usw.)?
- Strahlen die Schmerzen aus, wenn ja, wohin ganz genau (also nicht: »ins Bein«, sondern z. B. »vom Gesäßbereich über die Außenseite des Ober- und Unterschenkels bis in den Fußaußenrand« o. ä.)?
- Sind Taubheitsgefühle vorhanden, wenn ja: wo genau (Abbildung S. 21)?
- Sind Lähmungen bzw. Schwächen von Muskeln eingetreten (Tabelle S. 20)?
- Sind Wasserlassen und Stuhlgang normal, verzögert, besteht ein unwillkürlicher Urinabgang?
- Gibt es beim Husten und Niesen bzw. beim Pressen Schmerzen in der Wirbelsäule?
- Haben Sie noch andere ungewöhnliche Symptome bemerkt?

Schmerztagebuch

Wenn Sie vergessen, wann und unter welchen Bedingungen der Schmerz auftritt oder verschlimmert wird, können Sie sich dies notieren. Dazu ist die visuelle Analogskala (VAS) des Schmerzes von 0–10 (0 = überhaupt kein Schmerz, 10 = unvorstellbarer stärkster Schmerz) sehr hilfreich. Mit diesen Daten können Sie auch den Schmerzverlauf über einige Tage dokumentieren (Schmerztagebuch).

Hinweis

Oft hilft es dem Arzt bei der Diagnostik, wenn ein Patient mit einem Stift die Taubheitsgefühle (bzw. auch die Schmerzausstrahlung) auf ein Körperschema auf ein Blatt Papier, oder auch direkt auf den eigenen Körper gemalt hat. Damit kann man schnell erkennen, ob und welche Nerven betroffen sind (Abbildung S. 21).
An der Hand können Sie dies auf dünne Gummihandschuhe aufmalen, die Sie zur späteren Kontrolle einer eventuellen Verschlechterung aufbewahren sollten.

Körperliche Untersuchung

Der zweite wichtige Baustein der Wirbelsäulendiagnostik ist die körperliche Untersuchung. Auch wenn der Arzt oft wenig Zeit hat, so können doch schnell folgende Parameter geprüft werden:

- funktionelle oder tatsächliche Beinverkürzung (Beckengradstand oder Beckenschiefstand)
- Taillenasymmetrie, skoliotische Fehlhaltung (oft bei Nervenkompression)
- Haltung, Krümmung von Brust- und Lendenwirbelsäule
- Rippenbuckel oder Lendenwulst beim Vorneigen (= Hinweis auf eine Skoliose)
- Wirbelsäulenbeweglichkeit (Vor-, Rück-, Seitneigen)
- manuelle Diagnostik, segmentale Beweglichkeit
- Klopf- oder Druckschmerz der Dornfortsätze bzw. der Region neben der Wirbelsäule
- Klopfschmerz des Nierenlagers
- Hinweise auf Sakralfugenblockierung
- Nervendehnungszeichen (Lasègue oder Bragard)
- Druckschmerz der Nerven im Verlauf (Gesäßregion, Wadenbeinköpfchen, Ellbogen usw.)
- Funktion und Kraft der Muskulatur
- Prüfung der Sensibilität
- Prüfung der Reflexe
- bei Verdacht auf Durchblutungsstörungen auch Prüfung der Pulse
- Druckschmerz oder Verhärtungen im Bauchbereich
- andere Untersuchungsgriffe (z. B. Untersuchung der Hüfte, Pulskontrolle bei Überstreckung eines Arms usw.)

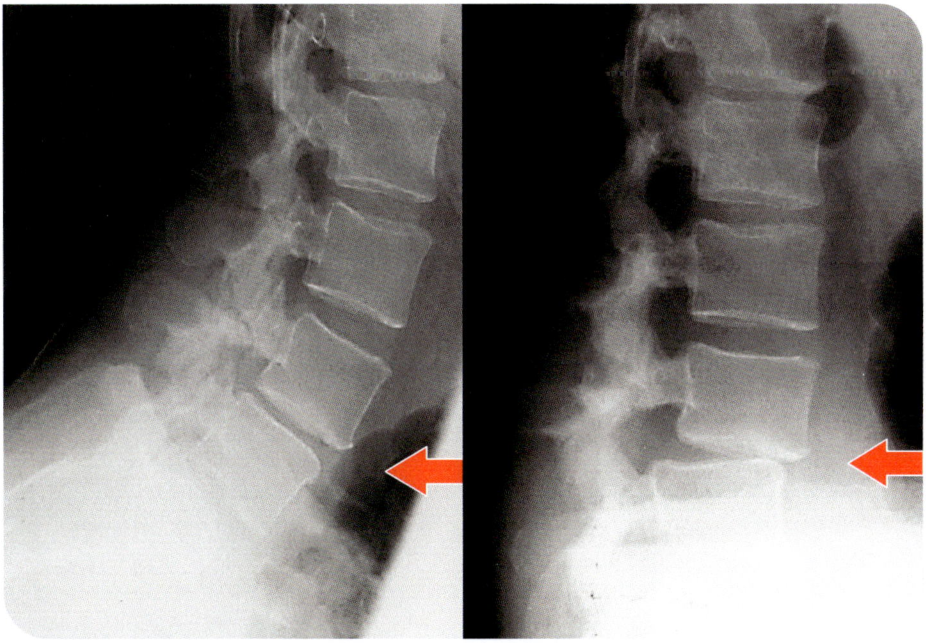

Röntgen-Funktionsaufnahme der Lendenwirbelsäule, links in maximaler Rückneigung und rechts in maximaler Vorneigung. Das Wirbelsegment LW 4/5 (Pfeile) ist bei Rückneigung leicht verschmälert (durch eine Bandscheibendegeneration). Bei Vorneigung wird das Problem sichtbar: Der obere Wirbelkörper rutscht nach vorn (= Gefügelockerung), was zu einer schmerzhaften Instabilität führt (rechtes Bild).

Mit diesen einfachen Methoden kann ein Arzt schnell und gut feststellen, ob beispielsweise eine Funktionsstörung der Wirbelsegmente, eine schmerzhafte Bewegungseinschränkungen oder schon eine Nervenschädigung vorhanden ist.

Bildgebende Diagnostik

Die weitere Diagnostik ist abhängig von der klinischen Untersuchung. Hier einige Beispiele: Bei Verdacht auf eine Bandscheibenvorwölbung bzw. einen -vorfall (S. 30), aber auch bei Verdacht auf eine spinale Stenose, Neuroforamenstenose (Einengung im Nervenaustrittskanal), Nervenkompression, Bandverletzung der Wirbelbänder u. a. ist eine Kernspintomografie (MRT) sinnvoll. Bei einer Neuroforamenstenose kann auch die genauere Analyse der sogenannten »T1-/T2-Gewichtung« einen kleinen Bandscheibenvorfall im Nervenaustrittskanal entlarven, der auf den Nerv drückt.

Bei Skoliosen, Wirbelgelenkarthrose, knöchernem Kontakt, Verdacht auf Knochenbruch usw. ist ein Röntgenbild (ggf. auch im Stehen) anzuraten.

Bei Verdacht auf Instabilität mit Gefügelockerung (S. 36) oder Wirbelgleiten (S. 37) ist eine Röntgen-Funktionsaufnahme (Röntgenbild der Wirbelsäule in maximaler Vor- und Rückneigung, evtl. auch in Seitneigung, Abbildung (S. 27) sinnvoll.

Mitunter wird auch eine Computertomografie angewandt, wenn die Knochenstruktur besser gesehen werden soll (beispielsweise bei Verdacht auf feine Haarrisse usw.).

Bei Verdacht auf Entzündungen, Rheuma, Tumore, Stoffwechselkrankheiten usw. ist die Blutentnahme mit Überprüfung der Laborwerte notwendig, auch ein MRT ist sinnvoll.

Manchmal wird auch eine Knochenszintigrafie / Skelettszintigrafie oder eine Positronen-Emissionstomografie (PET) empfohlen, wenn der Verdacht auf einen entzündlichen Prozess oder auf einen Tumor in der Wirbelsäule besteht.

Gelegentlich wird auch eine Myelographie (Darstellung des Rückenmarks mit Röntgenkontrastmittel) angewandt. Sehr selten wird auch eine Diskografie durchgeführt (Röntgenbild, wobei in den weichen Kern einer Bandscheibe Kontrastmittel eingespritzt wird), wenn der Verdacht auf einen Riss des Bandscheibenfaserringes besteht.

Mit einer 3D-Wirbelsäulenvermessung auf optischer Basis kann das Ausmaß von Verkrümmungen oder Asymmetrien vermessen und für Verläufe kontrolliert werden. Diese Methode ist aber nicht ganz so exakt wie ein Röntgenbild.

Beim Neurologen wird die Nervenleitgeschwindigkeit (NLG, Neurographie) überprüft, um festzustellen, ob die Nerven eher außerhalb der Wirbelsäule komprimiert werden (beispielsweise am Ellbogen, Handgelenk oder am Wadenbeinköpfchen usw.). Der Neurologe kann auch ein Elektromyogramm (EMG) anwenden, um zu prüfen, ob ein Nerv an der Nervenwurzel im Rückenmark komprimiert wird.

Manchmal wird auch eine Ultraschalluntersuchung der Arterien notwendig, um Störungen der Durchblutung (Aneurysmen, Thoracic-Outlet-Syndrom u. a.) auszuschließen. Auch die Bauchorgane und Nieren können mit Ultraschall untersucht werden.

Zeigt ein MRT immer die Schmerzursache?

Manche Patienten verlangen vom Arzt sofort ein MRT. Dabei ist zu bedenken: Fast alle Menschen haben mit dem 40. Lebensjahr schon Verschleißerscheinungen in mehreren Segmenten. Ihr MRT-Befund wird also sozusagen auf jeden Fall positiv sein. Die Wirbeldegenerationen können aber viele Jahrzehnte – oder vielleicht auch für immer – völlig symptomlos bleiben. Die medizinische Kunst ist es, aus den oft zahlreichen degenerativen Veränderungen diejenige herauszufinden, welche die Schmerzen verursacht. Das geht oft recht gut durch die oben erwähnte klinische Untersuchung.

Außerdem sagt ein MRT noch gar nichts über dynamische Ursachen der Beschwerden aus, wie z. B. beim Wirbelgleiten. Zudem wird das MRT meist im Liegen durchgeführt, daher weiß man nicht, wie das Wirbelsegment (bzw. die Bandscheibe) sich verhält, wenn es unter Belastung (etwa im Stehen) gelangt. Deshalb gibt es auch die Möglichkeit, ein MRT im Stehen durchführen zu lassen.

Neben der funktionellen Diagnostik der Wirbelsäulenbeweglichkeit müssen bei Skoliosen, bei Morbus Scheuermann und anderen Krankheiten der Verlauf und das Voranschreiten regelmäßig überprüft werden. Auch entzündliche Prozesse müssen engmaschig kontrolliert werden.

Krankhafte Veränderungen der Wirbelsäule

Die bekannte These: »Bei mehr als 80 % der Rückenschmerzen findet man keine Ursache« entspricht nicht der medizinischen Realität. Es gilt vielmehr: »Wer suchet, der findet.«

Fehlformen der Wirbelsäule, Beckentiefstand

Eine verstärkte Rundrücken- oder Hohlkreuzbildung (Lordose) oder eine stärkere seitliche Verkrümmung der Wirbelsäule (Skoliose) können Rückenschmerzen durch eine Fehlstatik auslösen. Das liegt vor allem daran, dass die einzelnen Wirbelsegmente durch die Verkrümmungen schief belastet werden. Auch ein Schiefstand des Beckens durch ein kürzeres Bein hat eine Verkrümmung der unteren Wirbelsäule und oft auch einen gegenläufigen Bogen in der Brustwirbelsäule zur Folge. Dies kann besonders beim längeren Gehen und Stehen zu Beschwerden führen. Wenn die Ursache eines Beckentiefstands eine Verkürzung des Beines ist, sollte ab einem Unterschied von etwa 0,5 cm ein Ausgleich getragen werden. Dies kann durch eine Einlage bis etwa 0,5–0,8 cm, bei größeren Beindifferenzen durch eine Absatzerhöhung erfolgen.

Manchmal können eine Muskelverkürzung (M. iliopsoas oder M. adductor), aber auch eine Beweglichkeitseinschränkung der Hüfte oder des Kniegelenks, oder eine Spitzfußstellung auf der anderen Seite zu einer funktionellen Beinverkürzung führen. Hier sind Dehnungsübungen für die betroffenen Muskeln bzw. Gelenke anzuraten.

Achtung

Fehlformen der Wirbelsäule sollten durch entsprechende Therapien gebessert werden. Dazu zählen die in diesem Buch aufgeführten Muskelaufbauübungen, außerdem spezielle Dehnungsübungen, der Ausgleich einer Beinlängendifferenz und evtl. auch das Tragen eines Korsetts. Gelegentlich ist bei schweren Fehlformen auch eine operative Begradigung sinnvoll. Manchmal gaukelt eine schmerzbedingte Schiefstellung der Wirbelsäule bei einer Nerveneinklemmung einen Beckenschiefstand oder eine Verkrümmung vor (= skoliotische Fehlhaltung). Hier sollte abgewartet werden, bis sich die Schiefhaltung von allein löst. Dies geschieht fast immer von selbst, wenn die Nervenkompression nachlässt. Eine Erhöhung durch eine Einlage wäre dort nicht nur überflüssig, sondern würde die Wirbelsäule zusätzlich noch stärker belasten.

Bandscheiben: Verschleiß, Vorwölbung und Vorfall

Ein Wirbelsegment ist ein dynamisches Gefüge: Bei Vor- und Rückneigen, bei Seitneigung und bei Drehungen werden einige Strukturen gedehnt, andere zusammengepresst. Auf diese Weise funktioniert ein gesundes Wirbelgelenk. Dabei werden bei Rotation der Wirbelsäule 35–50% der Torsionskräfte durch den Faserring der Bandscheibe übertragen, die restlichen Kräfte über die Wirbelgelenke geleitet. Dies kann ein Leben lang funktionieren, denn die Wirbelkörper und die gesunde Bandscheibe können Belastungen von mehreren 100 kp widerstehen.

Eine gesunde Bandscheibe ist stärker als Knochen

Die gesunden Bandscheiben können einer hohen mechanischen Belastung standhalten. Selbst bei großer Last brechen eher die knöchernen Wirbelkörper als die Bandscheiben. Dies konnte bei Laborversuchen festgestellt werden.

Eine Verletzung des Faserrings der Bandscheibe oder ein Vorfall von Bandscheibengewebe wurden dabei nie beobachtet. Ein sehr starker Druck führte zu einer irreversiblen Eindellung der knöchernen Grund- oder Deckplatten der Wirbelkörper, gelegentlich mit Eindringen von Bandscheibengewebe in die Knochenbälkchen. Das Ergebnis war unabhängig davon, ob es sich um eine einmalige oder wiederholte Belastung handelt.[2]

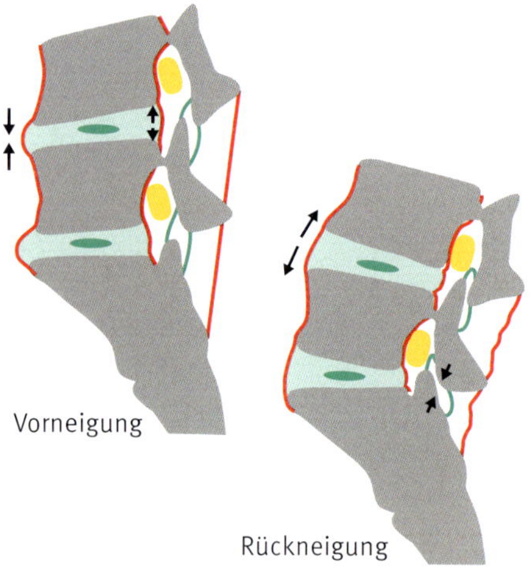

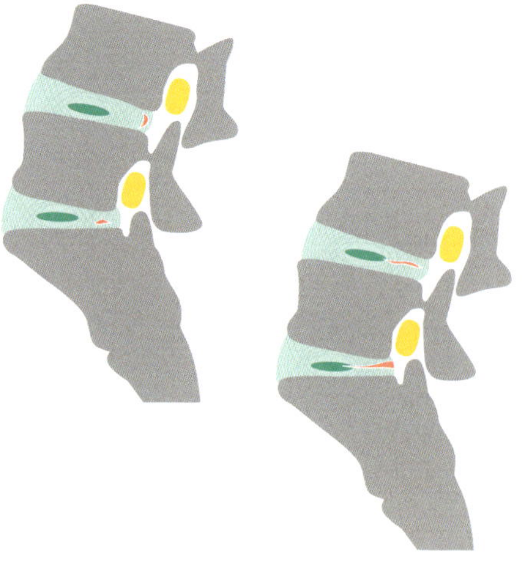

Die gesunden Wirbelsegmente der unteren beiden Lendenwirbelkörper (LW 4 und LW 5), hier schematisch im Querschnitt gezeichnet (Abbildung Lendenwirbelsäule S. 11 unten). Bei der Vorneigung des Oberkörpers (linkes Bild) werden die hinteren Wirbelsäulenbänder (rot: Lig. interspinosum, flavum und longitudinale posterius) und der hintere Faserring der Bandscheibe (Pfeile) angespannt. Bei Rückneigung (rechtes Bild) ist es umgekehrt: Hier werden das vordere Band und der vordere Faserring angespannt, die hinteren Bänder hingegen entspannt. Es ist zu bemerken, dass sich die Bandscheibe jeweils auch im gesunden Zustand etwas nach vorn oder hinten vorwölbt. Wirbelkörper = grau, Bandscheibe = hellgrün mit Gallertkern (dunkelgrün), Wirbelsäulenbänder = rot, Gelenkkapsel der Wirbelgelenke = dunkelgrüne Linie, Nerven im Querschnitt = gelb.

Verschiedene Formen der Degeneration des Faserrings der Bandscheibe: Darstellung der unteren beiden Lendenwirbel (LW 4 und LW 5) sowie des Kreuzbeins (von der Seite gesehen, Abbildung Lendenwirbelsäule S. 11 unten und Abbildung diese Seite links). Der Faserring mit seinen stabilen Fasern kann im Laufe des Lebens kleine oder auch größere Risse bekommen. Dadurch verliert er an Form und kann sich nach hinten vorwölben (Protrusion). Unten rechts könnte der pralle Gallertkern plötzlich nach hinten herausgepresst werden (Prolaps). Dazu reichen oft eine minimale Belastung oder Bewegung aus (Abbildung S. 35).

Eine kranke Bandscheibe ist schwach: die Degeneration des Faserrings

Im Laufe des Lebens degenerieren die Bandscheiben allerdings häufig. Der Faserring kann kleine Risse bekommen, die langsam größer werden. Dadurch wird der Faserring etwas »ausgeleiert«. Er kann sich in den Rückenmarkskanal vorwölben (Bandscheibenprotrusion), auf einen Nerv drücken (Abbildung S. 32 rechts und S. 35) und Schmerzen bereiten. Dabei lässt auch die mechanische Belastbarkeit des Faserrings nach. Zusätzliche Torsionskräfte bei Drehung des Oberkörpers führen dann zu weiteren Scher- und Zugbelastungen und Schmerzen.

Die Risse im Faserring können ein weiteres Problem verursachen: Bei jüngeren Menschen, die noch einen prall gefüllten Gallertkern in der Bandscheibe haben, wird oft der unter Druck stehende Gallertkern plötzlich in den Spinalkanal herausgepresst (Bandscheibenprolaps). Dieser Bandscheibenprolaps drückt dort häufig auf das Rückenmark oder die Spinalnerven (Abbildung S. 34).

Bei älteren Menschen ist der Gallertkern etwas eingetrocknet und ein Bandscheibenvorfall eher selten.

Wie lange es dauert, bis die Beschwerden verschwinden: Eine Protrusion kann lange Zeit, also viele Monate, Beschwerden verursachen, wohingegen ein Vorfall (Prolaps) eher, also schon nach einigen Wochen eintrocknet und somit früher zur Beschwerdefreiheit führt.

Aber nicht jeder Bandscheibenvorfall muss schmerzhaft sein. Bei 20–30 % der Gesunden unter 60 Jahren finden sich kernspintomographisch Bandscheibenvorfälle, bei Menschen über 60 Jahre sogar zu 60 %, ohne dass Beschwerden bestehen.

Bei der Bandscheibenvorwölbung oder beim -vorfall treten häufig starke Rückenschmerzen, oft auch mit Ausstrahlung ins Gebiet des komprimierten Nervens, auf. Meist verschlimmern bestimmte Bewegungen oder Haltungen die Schmerzen. Entlastende Positionen (Liegen, Sitzen mit zurückgeneigter Stuhllehne) bessern die Beschwerden. Mitunter ist aber auch das lange Liegen schmerzhaft, wenn es in einer ungünstigen Position (entweder starker Rundrücken, Hohlkreuz oder zu starke Seitverbiegung) erfolgt. Das ist von Fall zu Fall unterschiedlich, je nach mechanischer Lage des Prolapses.

Nicht selten nehmen die Schmerzen im Liegen zu, weil sich der vorgefallene Prolaps dabei zwar etwas entspannt, er aber nun vermehrt Wasser aus der Umgebung aufsaugt und sich dann im Spinalkanal noch mehr ausdehnt (»Wirbelsäulenschonende Lagerung«, S. 47).

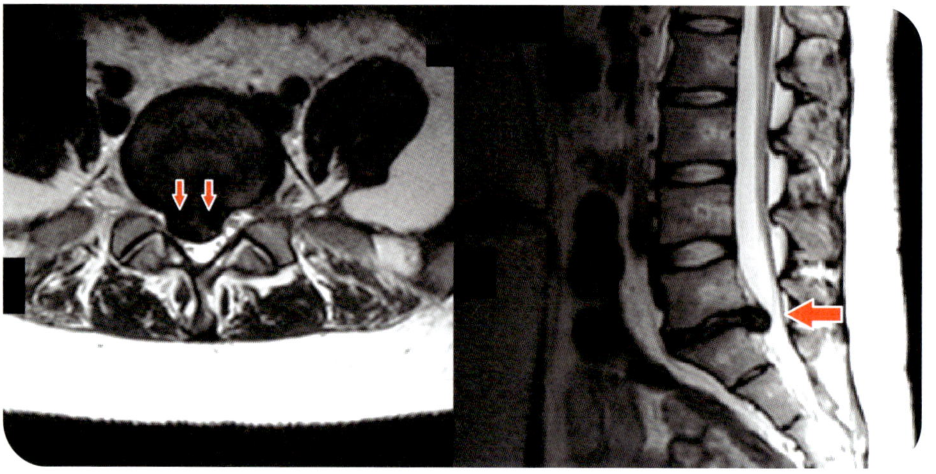

MRT der Lendenwirbelsäule im Quer- (links) und Längsschnitt (rechts). Akuter Bandscheibenprolaps (s. Pfeile) bei einer 25-jährigen Sportlerin in Höhe LW 5/SW1, der sich weit in den Spinalkanal vorwölbt. Es ist kaum noch Platz für die Nervenstränge (weiße Areale im Spinalkanal). Trotzdem waren bei dieser Patientin anfangs keine Lähmungen oder Taubheitsgefühle vorhanden. Deshalb erfolgte erst einmal eine konservative Therapie. Häufig kann sich auch ein so großer Bandscheibenvorfall im Laufe von vielen Tagen und Wochen zurückbilden, wenn der vorgefallene Gallertkern an Flüssigkeit verliert. Hier war dies aber leider nicht der Fall: Nach acht Wochen traten zunehmende Schmerzen und Taubheitsgefühle auf, sodass eine Operation erfolgen musste.

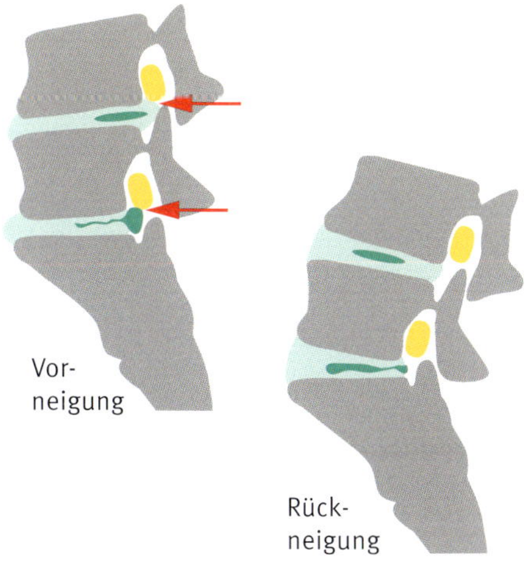

Die kranke Bandscheibe beim Vorneigen (linkes Bild) und Zurückneigen des Oberkörpers (rechtes Bild): Im Wirbelsegment LW 4/5 (obere Bildreihe) sieht man einen durch kleine Risse degenerierten Faserring, der nun etwas »ausgeleiert« ist und bei Vorneigung des Körpers (links) nach hinten rutscht, wo er auf die Nerven (gelb) drückt. Diese krankhafte Veränderung nennt man Protrusion (= Vorwölbung). Im Segment LW 5/SW1 (unteres Bild) hat der Faserring einen längeren Riss, wodurch der Gallertkern (dunkelgrün) nach hinten ausgetreten ist. Bei Vorneigung kann er nun weiter herausgepresst werden (= Vorfall = Prolaps) und ebenfalls auf den Nerv drücken.

Oft verbiegt sich die Wirbelsäule im betroffenen Bereich (= skoliotische Fehlhaltung), weil der Körper instinktiv versucht, durch seitliches Aufklappen der Wirbelsäule dem Nerv etwas Platz zu schaffen. Das sieht vielleicht nicht schön aus, ist aber eine sinnvolle Schutzreaktion. Daher sollten Sie nicht mit aller Macht versuchen, den Rücken wieder zu begradigen. Vielmehr verschwindet die skoliotische Fehlhaltung meist von selbst, wenn die Nervenkompression nachgelassen hat (»Fehlformen der Wirbelsäule«, S. 30).

Individuelle Körperhaltung zur Schmerzlinderung beim Bandscheibenvorfall

Im Folgenden werden einige Beispiele aufgeführt, warum Körperhaltungen – je nach mechanischer Ursache – die Schmerzen verschlimmern oder bessern können. Weitere Hinweise zur schmerzlindernden Lagerung finden Sie unter »Wirbelsäulenschonende Lagerung« (S. 47).

Konservative Therapie beim Bandscheibenvorfall

Beim akuten Bandscheibenprolaps sollten Sie eine konservative Therapie mit Schmerzmitteln, rückenschonendem Verhalten, schmerzlindernder Lagerung, Wärmeanwendungen, Physiotherapie, rückengerechten Übungen zur Kräftigung der Rumpfmuskulatur, eventuell auch mit einem Korsett (S. 91) oder mit einer

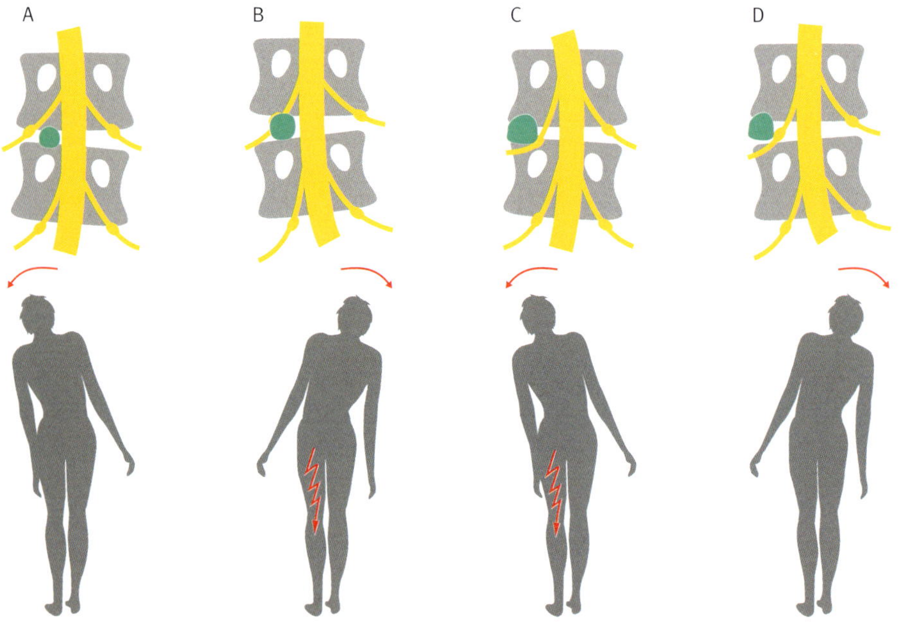

Auch die Seitneigung kann die Schmerzen provozieren – oder verbessern. Zwei verschiedene Bandscheibenvorfälle (runde Kugeln): Der Prolaps unterhalb der Nervenwurzel (Bild A und B) wird bei Seitneigung nach rechts nach außen gegen den Nerv gedrückt und schmerzt daher. Liegt ein anderer Bandscheibenvorfall oberhalb der Nervenwurzel vor (Bild C und D), ist es umgekehrt: Hier kann die Seitneigung nach rechts den Nerv entlasten, die Seitneigung nach links den Gallertkern weiter herausdrücken und den Nerv komprimieren.

Spritzenbehandlung anwenden. Wenn nach 3–6 Monaten keine Besserung eintritt, ist eine Operation zu überlegen. Falls die Zeichen einer Nervenkompression zunehmen (Lähmungen, zunehmende Taubheitsgefühle, Störungen beim Wasserlassen oder Stuhlgang), ist eine frühzeitige Operation notwendig.

Mit oder ohne Operation: Verlust der Pufferfunktion nach einem Bandscheibenprolaps

Im Laufe der Zeit verliert bei der konservativen Behandlung der herausgepresste Gallertkern an Wasser, trocknet langsam ein und zieht sich etwas zurück. Dadurch lassen die Schmerzen und die Nervenkompressionszeichen nach. Häufig verschwinden die Beschwerden ganz, es bleibt aber eine Funktionsminderung des betroffenen Wirbelsegments zurück: Die Pufferfunktion der Bandscheibe wird geringer (siehe »Mögliche weitere Spätfolgen«). Auch nach einer Operation ist die betroffene Bandscheibe mechanisch nicht mehr stark belastbar.

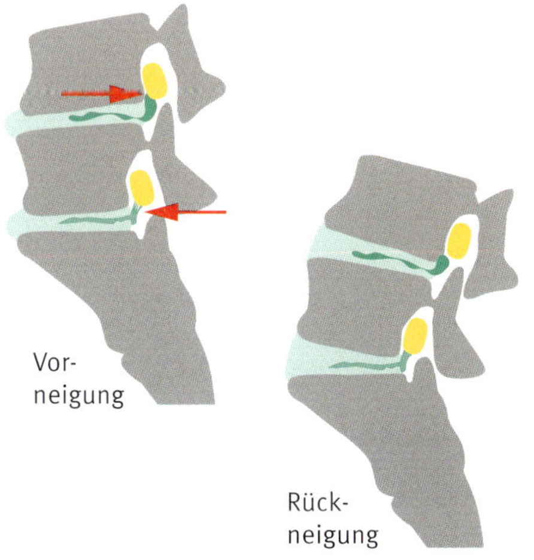

Ältere Bandscheibenvorfälle beim Vorneigen (links) und Rückneigen (rechts): Wenn ein Bandscheibenprolaps (oberes Wirbelsegment LW 4/5) im Laufe von Wochen langsam eintrocknet, lässt die Nervenkompression nach. Manchmal kann der Rest-Prolaps aber auch verhärten und drückt dann bei Vorneigung auf den Nerv (gelb). Wenn andererseits der eingetrocknete Prolaps mit den Nerven verklebt (unteres Wirbelsegment LW 5/SW1), führt eine Vorneigung zu Schmerzen, die durch den Zug am Nerv bedingt sind.

Mögliche weitere Spätfolgen eines Prolapses oder einer erfolgreichen Operation

Gelegentlich können deshalb später, nach einigen Jahren, erneute Beschwerden im betroffenen Wirbelsegment auftreten. Vor allem bei bestimmten Belastungen, Bewegungen, Verdrehungen usw. kann ein Schmerz entstehen. Man spricht hier von einer degenerativen Instabilität (= Gefügelockerung [S. 38] und Abbildung S. 27), weil die festen Wirbelbänder unverändert gleich lang bleiben, der pralle Puffer des Gallertkernes aber fehlt. Dann klappt das Wirbelsegment verstärkt auf, es wird instabil oder verschiebt sich sogar schmerzhaft nach vorn oder hinten.

Diese ungünstigen Bedingungen gilt es dann zu analysieren und zu vermeiden. Gerade hier sind die Kräftigungsübungen für die Rumpfmuskulatur oft hilfreich und schmerzlindernd. Sehr selten sind die Schmerzen so ausgeprägt, dass eine operative Stabilisierung durch Schrauben durchgeführt werden muss.

Manchmal können die Nerven am Bandscheibengewebe verkleben oder narbig umbaut werden, sodass ihre Gleitfähigkeit bei Bewegungen eingeschränkt ist. Ein geschrumpfter, aber verhärteter Prolaps kann das Rückenmark oder die Nerven ebenfalls stören (Abbildung rechts).

Instabilitäten und Gefügelockerungen der Wirbelsäule

Während die funktionellen Bewegungseinschränkungen (Hypomobilitäten = Blockierungen, segmentale Dysfunktionen) zwar lästig sind und therapeutisch gut behandelt werden können, stellen die Instabilitäten und Gefügelockerungen (Abbildung S. 27) ein viel größeres und dauerhaftes Problem dar. Die Analyse dieser Instabilitäten, die durch Bewegungen oder Belastungen den Schmerz verstärken, ist ein wichtiger Baustein in der Diagnostik und auch in der Therapie von Rückenschmerzen. Ob eine Vor- oder Rückneigung, eine Seitneigung oder Rotation, eine Hohlkreuzhaltung oder ein Rundrücken die Schmerzen bessern oder verschlimmern, sollte daher im Liegen und Stehen untersucht werden. Der Arzt prüft zudem auch die harmonische Biegung und Funktion der Wirbelsäule durch manuelle Diagnostik und andere klinische Zeichen.

Schmerzhafte Instabilitäten oder Gefügelockerungen sind häufig bei:

- Personen, die einige Jahre zuvor einen Bandscheibenvorfall hatten und bei denen jetzt im betroffenen Wirbelsegment eine fehlende Pufferfunktion vorliegt;
- älteren Menschen, bei denen die Bandscheiben zunehmend degeneriert sind;
- noch jungen Menschen, bei denen ein Defekt der Wirbelgelenke vorliegt (Spondylolisthesis, Spondylolyse);
- Menschen, die eine Bogenschlussstörung (angeborene Anomalie des Wirbelbogens) haben;
- Sportlern, die eine ständige extreme Überbeweglichkeit der Wirbelsäule trainieren (Turner, Gymnasten, Akrobaten, Delfinschwimmer usw.);
- Menschen mit einer Teilversteifung der Wirbelsäule, die entstanden ist entweder durch eine fixierte Skoliose oder durch einen Blockwirbel, aber auch durch knöcherne Zacken oder eine operative Stabilisierung: Auf lange Sicht können Segmente ober- und unterhalb der versteiften Strecke bei ständigen Bewegungen überlastet und instabil werden;
- nach Verletzungen mit Zerrung oder Riss der Bänder – vor allem im Halswirbelbereich.

Neben der klinischen Untersuchung können die Instabilitäten auch röntgenologisch durch die Funktionsaufnahmen geprüft werden. Dabei wird eine Röntgenaufnahme der Wirbelsäule seitlich im Stehen mit maximaler Vor- und Rückneigung durchgeführt (Abbildung S. 27). Bei Verdacht auf ein Drehgleiten können Röntgenaufnahmen von vorn, und zwar mit einer Seitneigung nach links und nach rechts, Licht ins Dunkle bringen.

Zur Linderung der Schmerzen und auch zur Stabilisierung der Wirbelsäule sind viele der in diesem Buch aufgeführten Übungen, die das Ziel der Kräftigung der

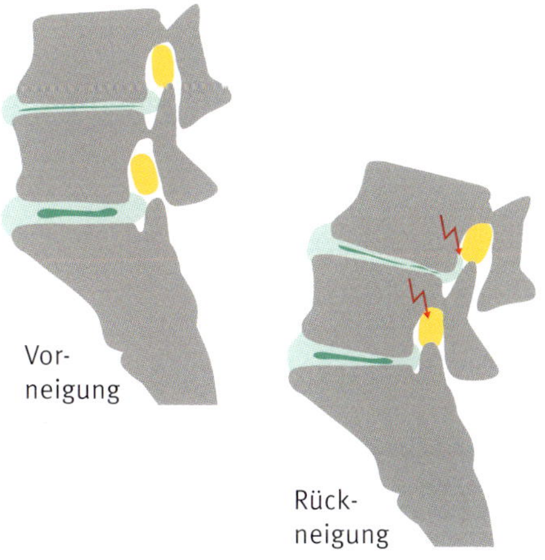

Degenerative Instabilitäten oder »Gefügelockerungen« können nicht nur Schmerzen bei Bewegung bereiten, sondern auch auf die Nerven drücken: Die Bandscheiben verlieren im Laufe des Lebens ihre Form – oder sind durch operative Entfernung des weichen Kerns höhengemindert. Dann kann Folgendes eintreten: Beim Vorneigen könnten sich die »ausgeleierten« Faserringe nach hinten vorwölben und eventuell den Nerv (gelb) komprimieren. Viel wahrscheinlicher ist aber eine Nerveneinklemmung bei Rückneigung (rote Blitze), weil sich die Gelenkfortsätze durch die Höhenminderung der Bandscheibe genähert haben und durch eine Rückneigung noch weiter zusammengeschoben werden. Symptome: Bei Rückneigung verstärkte Rückenschmerzen mit Ausstrahlung in das betreffende Nervengebiet.

Rumpfmuskulatur haben, geeignet. Auch ein Korsett (S. 91) kann zeitweise die Beschwerden lindern. Manchmal ist eine stabilisierende Operation unumgänglich (Buchteil »Operative Therapie der Rückenschmerzen«, S. 73), vor allem, wenn auch Nerven betroffen sind.

Einige Instabilitäten können von selbst heilen, indem im Laufe von Jahren Knochenspangen an den Wirbelkörpern wachsen, die sich irgendwann knöchern verbinden und damit das Wirbelsegment versteifen (Abbildung S. 42).

Weitere Instabilitäten: Wirbelgleiten

Wenn die kleinen Wirbelgelenke abbrechen, was akut nur durch eine sehr starke Verletzung der Wirbelsäule entstehen kann, werden die betroffenen Wirbelsegmente ebenfalls instabil. Bei 0,2–1,5 % aller Menschen ist aber auch eine angeborene Schwäche ohne Verletzung der Wirbelgelenke vorhanden, die zu einem Wirbelgleiten (Spondylolyse = einseitiges Wirbelgleiten, oder Spondylolisthesis = beidseitiges Wirbelgleiten) führen kann. Auch bei Sportlern kann durch eine ständige starke Belastung im Hohlkreuz (beispielsweise bei Turnern, die häufig Flic-Flac springen, oder bei Delfinschwimmern usw.) ebenfalls ein Wirbelgleiten auftreten. Das Wirbelgleiten ist vorwiegend im Segment LW 5/SW1, geringer auch in Höhe LW 4/5 lokalisiert.

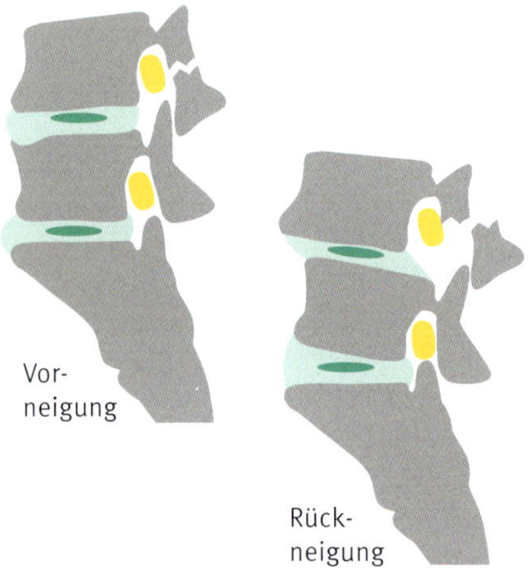

Ein echtes Wirbelgleiten liegt vor, wenn ein (oder beide) Wirbelgelenkfortsätze abgebrochen sind (s. oberes Wirbelsegment LW 4/5). Dies ist hauptsächlich durch eine erbliche Schwäche dieser Knochen bedingt. Die Wirbelkörper rutschen dann bei Vorneigung (linkes Bild) und Rückneigung (rechtes Bild) stärker vor und zurück, wodurch auf Dauer die Bänder und Bandscheiben verschleißen. Diese Veränderung kann lange Zeit schmerzfrei bleiben. Auf Dauer ist hier die Gefahr gegeben, dass die Nerven gezerrt werden können. Unteres Wirbelsegment: normales Verhalten bei Bewegung.

Ein Wirbelgleiten in der oberen Lendenwirbelsäule ist selten, meistens liegen dann weitere Deformitäten wie eine Spina bifida, Wirbelgelenkanomalien, Skoliosen oder verstärkter Rundrücken (thorakale Kyphosen) vor. Ganz selten sind auch mehrere Wirbelsegmente von einem Wirbelgleiten befallen.

Mitunter ist ein echtes Wirbelgleiten auch eine Spätfolge einer Bandscheibenoperation. Auch hier sind die Übungen zum Rumpfmuskelaufbau hilfreich.

Schmerzen im Iliosakralgelenk

Den Übergang vom Kreuzbein zum Becken bilden links und rechts die Iliosakralgelenke, unregelmäßig geformte Gelenkpartner, die eine feste Bandstruktur und nur geringe Beweglichkeit (bis zu 4°) aufweisen. Nicht nur das Gelenk selbst, sondern auch die Bandstrukturen können Schmerzen bereiten. Die Beschwerden sind sehr vielfältig und bleiben oft nicht nur in der Iliosakralfuge lokalisiert, sondern können auch in die Oberschenkel und in den Rücken ausstrahlen. Nicht selten ist dann auch das Gehen – und vor allem das Treppensteigen – schmerzhaft und erschwert. Ursachen der Symptome können Dysfunktionen (Blockierungen), Fehlformen der Wirbelsäule, Beinlängendifferenzen, Verschleißerscheinungen, rheumatische Krankheiten (vor allem Morbus Bechterew), Schwangerschaft, bakterielle Entzündungen, Psoriasis, Gicht, aber auch Tumoren oder Verletzungen sein.

Es darf auch nicht vergessen werden, dass auch Schmerzen, die in der Lendenwirbelsäule entstehen, in die Iliosakralfuge projiziert werden können, denn Nerven aus den Wirbelsegmenten L3 und L4, aber auch aus S1–S3, können in der Wirbelsäule komprimiert werden und dann Schmerzen in die Iliosakralfuge projizieren. Daher kann beispielsweise ein Bandscheibenvorfall LW 4/5 auch Schmerzen in der Iliosakralfuge nachahmen.

Verletzungen der Wirbelsäule

Bei jüngeren Menschen führen Verkehrsunfälle, Unfälle im Sport oder Stürze aus größerer Höhe zu Bandverletzungen, auch zu Knochenbrüchen oder sogar zu Verrenkungen der Wirbelsäule. Bei älteren Menschen mit einer Knochenentkalkung reichen für einen Knochenbruch der Wirbelsäule schon geringere Krafteinwirkungen aus, beispielsweise das Abrutschen vom Stuhl und Aufprallen auf den Boden. Von entscheidender Bedeutung ist dabei die Frage, ob durch die Knochenbruchstücke das Rückenmark gefährdet ist. Dies kann in vielen Fällen erst durch genaue Bilddiagnostik (Röntgen, CT, MRT u. a.) geprüft werden. Daher muss beim Verdacht auf eine Wirbelsäulenverletzung die Bergung und der Transport der Verletzten sehr schonend und rückengerecht erfolgen.

Unkomplizierte Knochenbrüche, die stabil sind, können meist mit einem Korsett (S. 91) behandelt werden. An der Halswirbelsäule werden die Bandverletzungen mit einer stabilisierenden Halskrause (S. 42) therapiert, schwerere Wirbelverletzungen auch mit einem sogenannten »Halo«, einem speziellen Gestänge zur absoluten Ruhigstellung bis zum Ende der Heilungsphase.

Die operativen Methoden bei Wirbelbrüchen reichen von minimalinvasiven Eingriffen wie der Knochenzement-Implantation (Kyphoplastie), über operative Stabilisierungsmaßnahmen mit Schrauben und Metallimplantaten, bis hin zum kompletten Wirbelkörperersatz (Buchteil »Operative Therapie der Rückenschmerzen«, S. 73).

Je nach Diagnose und eventuell durchgeführter Operation wird für die ungestörte Heilung eine bestimmte Nachbehandlung erforderlich sein, die vom Arzt festgelegt wird.

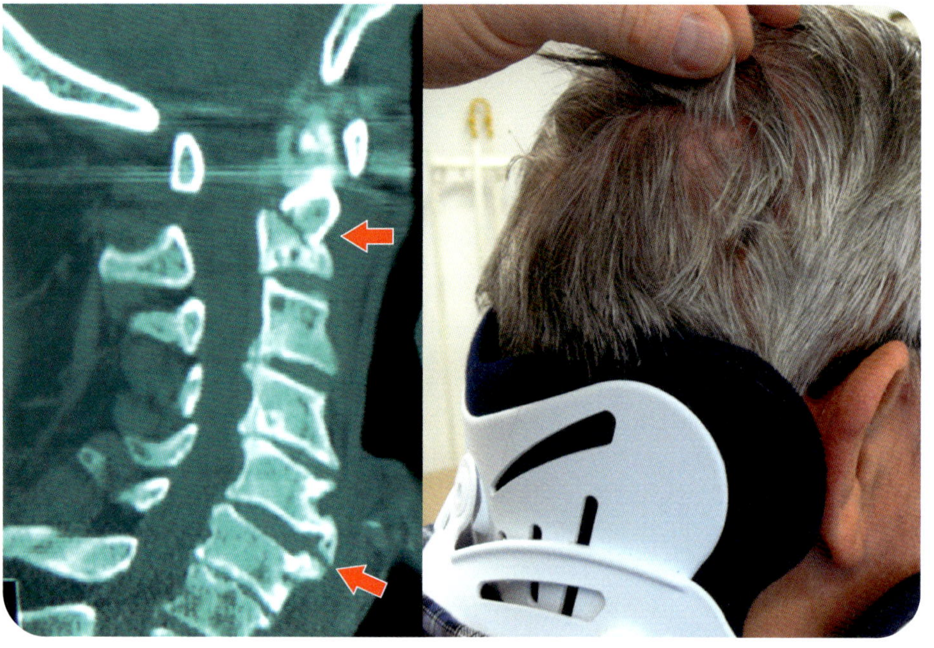

Abbruch des Knochenvorsprungs »Dens« des zweiten Halswirbels (s. oberer Pfeil) nach einem Sturz. Durch eine mehrwöchige Ruhigstellung der gesamten Halswirbelsäule über eine Halo-Fixation und anschließend weitere Ruhigstellung in einer Halskrause (rechtes Bild), ist diese Fraktur komplikationslos ausgeheilt. Während des Heilungsverlaufs durfte keine Mobilisierung oder Übungsbehandlung der Halswirbelsäule erfolgen. Unterer Pfeil: Hier sieht man eine schon lange bestehende degenerative Instabilität (Gefügelockerung) von Halswirbelkörper 5 auf 6, bei der sich aber im Lauf der Zeit von selbst eine knöcherne Überbrückung gebildet hat. Damit sind die Beschwerden dort irgendwann verschwunden.

Spinale Stenose (= Spinalkanalstenose)

Die spinale Stenose (Einengung des Wirbelkanals) ist eine Erkrankung eher älterer Menschen. Meist sind bei den Betroffenen die kleinen Wirbelgelenke verschlissen, wobei sich knöcherne Wülste anbauen, die in den Spinalkanal ragen können. Mitunter ist der Spinalkanal aber schon anlagebedingt etwas enger, weil beispielsweise die Wirbelbögen einen zu geringen Radius haben. Kommen dann im späteren Leben vorgewölbte Bandscheiben, wachsende Knochenkanten oder verdickte Bänder hinzu, kann der Spinalkanal eng werden und Beschwerden bereiten. Die Symptome sind neben den Rückenschmerzen auch Ausstrahlungen in die Beine, und zwar häufiger in beide. Typisch ist der zunehmende Schmerz in den Beinen vor allem beim Gehen, was dazu führt, dass der Betroffene nach einigen hundert Metern stehen bleiben muss. Dann bessert sich der Schmerz nach einigen Minuten und es sind weitere Meter Gehen möglich.

Die Therapie der spinalen Stenose hängt vom Ausmaß der Beschwerden ab. Neben Spritzen in die Wirbelgelenke kann auch die Kräftigung der Rumpfmuskulatur die Beschwerden lindern. Werden die Schmerzen immer schlimmer und treten stärkere Einschränkungen der Gehstrecke und der Nervenfunktion auf, ist eine Operation notwendig. Dabei kann der Knochen der Wirbelbögen abgefräst und somit der Spinalkanal erweitert werden. Mitunter ist es aber auch notwendig, den engen knöchernen Wirbelbogen ganz (Laminektomie) oder teilweise (Hemilaminektomie) zu entfernen. Nach dieser Operation haben die Rückenmarksnerven wieder genügend Platz, aber es kann viel später einmal zu Instabilitäten und sogar zum Wirbelgleiten kommen.

Achtung

Bei allen Rückenschmerzen sollte aufmerksam geprüft werden, ob nicht nur eine mechanische Ursache vorliegt, sondern auch ein Nerv betroffen ist. Dies ist anhand der neurologischen Symptome möglich, die auf den vorigen Seiten erwähnt wurden. Ein Nerv kann durch Druck gereizt werden und anschwellen, wodurch eine Enge im Spinalkanal verschlimmert wird. Ein therapeutisches Ziel ist daher, eine Nervenirritation zu vermeiden.

Konservative Therapien können Rückenschmerzen lindern

Als Patient mit Rückenschmerzen möge man nicht verzagen, sondern auch selbst seinen Rücken »managen«: Sie sollten Ihre Symptome und die Nervenfunktionen beobachten und bei Veränderungen alsbald den Arzt aufsuchen.

Ein kranker Wirbel verträgt keinen Wirbel

Vor einigen Jahrzehnten wurden Menschen mit Rückenkrankheiten für mehrere Wochen in ein Gipsbett gelegt. Damit gelang es, Wirbelbrüche, schwere Nervenreizungen, ja selbst chronische Entzündungen wie Tuberkulose zu heilen. Die Betroffenen denken allerdings nicht mit Freude an diese Zeit zurück. Denn das regungslose Liegen für viele Tage ist zwar für die Heilung von Knochen, Bandscheiben und Wunden förderlich, aber die Nebenwirkungen wie Hautprobleme, Kreislaufschwächen, Muskelabbau, Leistungsabbau und Thrombosen sind doch beträchtlich. Daher wird heute einem aktiven Rehabilitationsprogramm der Vorzug gegeben. Allerdings soll dabei der geschädigte bzw. operierte Wirbelabschnitt möglichst wenig belastet bzw. bewegt werden.

Es muss also eine Balance gefunden werden zwischen ungestörter Heilung und der Erhaltung der körperlichen Leistungsfähigkeit. Dafür sind viele Verhaltensweisen zur Entlastung der Wirbelsegmente, zur Schmerzlinderung, zur Haltungskorrektur und die Durchführung eines vorsichtigen, rückengerechten

Kraft- und Ausdauertrainings hilfreich. Zusätzlich kann auch das Tragen eines Korsetts (S. 91) oder einer Halskrause (S. 42) nötig sein.

Der Arzt bzw. Operateur wird vorgeben, wie hoch und in welchem Umfang ein geschädigtes Wirbelsegment belastet werden darf. Die Therapeuten werden nach diesen Vorgaben ein gezieltes Haltungs- und Übungsprogramm mit Ihnen erarbeiten. Auch rückengerechtes Verhalten wird mit Ihnen zusammen trainiert.

Während die Schmerzen die ersten Tage bei einem akuten Rückenschmerz oder nach einer Operation sehr stark sein können, sodass die Einnahme von Schmerzmedikamenten notwendig ist, sollten Sie später versuchen, in der Rehabilitationsphase die Schmerzmittel (S. 46) zu reduzieren. Dies hat einerseits den Vorteil, dass die Rate an Nebenwirkungen abnimmt und andererseits erkannt werden kann, ob die Wirbelsäule eventuell durch bestimmte Übungen, Verhaltensweisen oder Belastungen überanstrengt wird.

Körperliche Fitness beim »kaputten Rücken«?

Die körperliche Aktivität sollte nicht durch Übungen und Sportarten, die den Rücken belasten, sondern möglichst nur durch schmerzfreie Aktivitäten wie Aquajogging, Ergometer- bzw. Steppertraining, Gehen usw. erhalten werden. Dies ist sowohl für die Ernährung der Bandscheiben als auch für das Herz-Kreislauf-System günstig. Eine dauerhafte, schmerzbedingte Inaktivität verstärkt die Rückenschmerzen und reduziert die Rumpfmuskulatur.

Ernährung bei Rückenkrankheiten

Zur Schonung des Rückens gehört nicht nur die Änderung bestimmter Tages- und Arbeitsabläufe, die zur Entlastung der Wirbelsegmente führen, sondern auch die Ernährung. Übergewicht bedeutet immer eine verstärkte axiale Belastung durch das Gewicht des Oberkörpers – einschließlich des Bauchs – auf die untere Lendenwirbelsäule. Jedes verlorene Kilogramm an Körpergewicht reduziert die Bandscheibenbelastung. Also ist eine gezielte Diät bei Fettleibigkeit hilfreich und auf Dauer schmerzlindernd. Die klinische Erfahrung zeigt, dass die wirksamste Methode zum Abnehmen eine Umstellung der Nahrung – weg von Fetten und übermäßigen Kohlenhydraten – hin zu Obst, Gemüse, Getreideprodukten etc. darstellt. Das Abnehmen von 1–2 kg pro Monat verringert die Gefahr eines »Jojo-Effekts«. Außerdem sollten Sie den Kalorienverbrauch durch tägliche, moderate körperliche Aktivität erhöhen.

Menschen mit Veranlagung zu einer Gicht (erhöhte Harnsäure) sollten eine purinarme Diät einhalten.

Für die Bandscheibe selbst kann man leider keine hilfreichen Nahrungsergänzungen einnehmen: Salze, Knorpelbausteine, homöopathische Tinkturen, pflanzliche Mixturen, verschiedenste Bandscheiben-Diäten usw. haben keinen wissenschaftlich nachgewiesenen Effekt, sondern bringen nur wirtschaftliche Vorteile für den Produzenten.

Schmerzmedikamente

Schmerzmedikamente sind in der Behandlung von akuten Rückenschmerzen sehr hilfreich, denn sie reduzieren die Beschwerden schnell und deutlich. Sie können meist ohne Bedenken über einen Zeitraum von 4–6 Wochen eingenommen werden. Sie sollten die Schmerzmittel aber nur so lange und so hoch dosiert einnehmen, wie nötig. Denn alle Schmerzmedikamente haben Nebenwirkungen. Daher ist es nicht sinnvoll, über viele Monate hinweg derartige Tabletten einzunehmen. So schädigen beispielsweise die nichtsteroidalen Antirheumatika (»NSAR«; dazu gehören beispielsweise Ibuprofen, Diclofenac, besonders auch COX-2-Hemmer usw.) die Niere. Nephrologen sagen, dass die Einnahme von etwa 2 kg dieser Mittel im ganzen Leben zur Nierenschädigung führt: »Die Niere vergisst nichts«. Diese Medikamente haben außerdem ungünstige Nebenwirkungen auf den Blutdruck, das Herz und den Magen-Darm-Trakt.

Cortison dagegen führt nicht zu einer Nierenproblematik (nur durch einen eventuell auftretenden Bluthochdruck), hat allerdings bei längerer Einnahme verschiedene andere Nebenwirkungen (Knochenentkalkung, Stoffwechselveränderungen, Augenkrankheiten usw.).

Für die Niere weniger gefährlich sind auch Novaminsulfon oder Opioide (Opiate). Sie haben jedoch andere Nebenwirkungen: Novaminsulfon kann in sehr seltenen Fällen zum akuten Absinken der weißen Blutkörperchen (Agranulozytose) führen. Opiate haben diese Nebenwirkungen nicht, aber sie können eine Obstipation, Müdigkeit, Schwindel, Appetitlosigkeit oder Übelkeit auslösen. Bei langer Einnahme kann eine Abhängigkeit entstehen.

Chronische Schmerzen bedürfen weiterer Medikamente wie Antidepressiva, Antikonvulsiva, Lokalanästhetika u. a., die von schmerztherapeutisch ausgebildeten Ärzten verschrieben werden. Auch wenn damit die Gefahr einer Schmerzausbrei-

Achtung

Egal, welche Schmerztabletten Sie einnehmen: Besprechen Sie sich mit Ihrem Arzt, passen Sie die Dosierung an das Schmerzniveau an und reduzieren Sie die Einnahme so bald wie möglich.

tung und Chronifizierung (»Schmerzgedächtnis«) eingedämmt wird, so zeigt der klinische Alltag, dass bei längerdauernder Einnahme auch die Nebenwirkungen dieser Tabletten Probleme bereiten. Daher fragen Sie immer wieder, ob und wann Sie diese Medikamente reduzieren können.

Es kommt aber auch immer wieder vor, dass selbst langanhaltende Schmerzen mitunter schlagartig verschwinden, wenn die Ursache endlich gefunden oder beispielsweise durch eine Operation beseitigt wird.

Eine postoperative Schmerztherapie ist zur Linderung der Schmerzen und für die frühe Aktivierung notwendig, hierbei sollten Sie sich an den Rat und die Verordnung der Operateure und Ärzte halten.

Infusionen oder intramuskuläre Spritzen

Ein Medikament per Spritze in den Körper zu injizieren, kann im Notfall sinnvoll sein. Wenn das Medikament in die Vene gespritzt werden muss, ist die Wirkung meist in wenigen Minuten zu spüren. Wird ein Medikament intramuskulär gespritzt, erfolgt die Verteilung im Körper über einen Zeitraum von 10–30 Minuten. Die intramuskuläre Injektion kann jedoch in seltenen Fällen zu Infektionen durch Bakterien oder auch zu lokalen Durchblutungsstörungen mit Zelluntergang führen. Daher ist man mit intramuskulären Injektionen eher zurückhaltend. Mit Schmerztabletten kann oft genauso schnell derselbe Effekt ohne große Gefährdung erzielt werden. Schmerzmittel können auch als Infusion gegeben werden und dadurch für eine gewisse Zeit einen kontinuierlichen Wirkspiegel erreichen.

Weitere schmerzlindernde Maßnahmen

Wirbelsäulenschonende Lagerung beim akuten Rückenschmerz

Das Liegen reduziert die Belastung der Wirbelsäule. Schon die Positionsänderung vom Stehen oder Sitzen zum Liegen hat eine deutliche Druckentlastung der Bandscheibe und damit eine bessere Durchmischung des Gewebes mit Nährstoffen zur Folge. Gereizte und ödematös verdickte Nerven können auf diese Weise entlastet werden. Daher ist das Liegen die beste Therapie, um Beschwerden zu lindern. Natürlich sollten Sie nicht tagelang ununterbrochen liegen, weil es sonst zu Thrombosen, Muskelschwächen oder Hautveränderungen kommt. Wenn Sie aber 2- bis 3-mal pro Tag eine rückenentlastende Liegeposition für 15–30 Minuten einnehmen, ist das sehr hilfreich. Gerade nach Operationen sollte das Liegen in den ersten Tagen die vorherrschende Position sein.

Im akuten Schmerzstadium kann aber auch das Liegen schmerzhaft sein. Hier muss analysiert werden, welche Liegeposition schmerzhaft ist und wie eine Linderung erreicht werden kann.

Dazu müssen verschiedene Körperpositionen geprüft werden:

- Mitunter verspüren Patienten mit Bandscheibenvorfall bei Stufenbettlagerung – oder beim Liegen mit angewinkelten Beinen – eine Linderung (= vermehrter Rundrücken der Lendenwirbelsäule), andere deutlich vermehrt Schmerzen (»Körperhaltung zur Schmerzlinderung«, S. 35). Dies ist mit der Lage des Bandscheibenvorfalls oder der Bandscheibenvorwölbung im Spinalkanal zu erklären (Abbildungen S. 35 und S. 36). Aber auch Verwachsungen oder Schwellungen der Nervenwurzeln führen zur Schmerzverstärkung bzw. -linderung bei unterschiedlichen Positionen der Lagerung
- Manche Patienten können nur mit gestreckten Beinen auf dem Rücken liegen, wodurch es zu einer Hohlkreuzbildung kommt. Andere empfinden eher bei Seitlagerung Linderung (Abbildung S. 36), mitunter auch, indem sie in die Flanke zusätzlich ein Kissen legen.

Es gibt folglich keine einheitliche Lagerung zur Schmerzlinderung. Vielmehr muss die entlastende Haltung mithilfe des Patienten, der mit dem Schmerz über ein feines diagnostisches Instrument verfügt, erarbeitet werden. Die optimale Lage kann am günstigsten zusammen mit dem Therapeuten im Schlingentisch erarbeitet werden.

Manche Patienten verspüren beim Gehen stärkere Linderung als im Liegen. Dies muss beachtet werden, wobei die Entlastung der Bandscheiben mit einem Gehwagen, Deltawagen oder mit Achselstützen unterstützt werden kann.

Bei akuten Schmerzen wird die aktive Übungsbehandlung oft nur in rückenschonender Lagerung und Haltung oder nach Versorgung mit einem stabilisierenden Korsett (S. 91) möglich sein. Sie sollten in jedem Falle so bald wie möglich mit einer aktiven Behandlung mit verschiedenen Dehn-, Kräftigungs- und Mobilisationsübungen beginnen. Dabei ist es notwendig, auch im Stehen, Gehen und Sitzen eine schmerzfreie Neutralposition zu finden und diese durch Muskelaufbau zu stabilisieren.

Billige oder teure Matratze? Welches Kopfkissen?

Das Körpergewicht, die Körperform, die individuelle Wirbelsäulenform, die entsprechende pathologische Veränderung im Wirbelsegment – all diese Faktoren bedingen, dass für jeden Menschen eine individuelle Matratzen- bzw. eine individuelle Kopfkissenform gesucht werden sollte. Auch die beim Liegen häufig eingenommene Lage spielt dabei eine Rolle. Mit Schaumstoffblöcken, Übereinan-

Achtung

Bei akuten Rückenschmerzen entlastet das Liegen die Wirbelsegmente. Dennoch kann längeres Liegen die Probleme auch mitunter verschlimmern: Der hervorgequollene Gallertkern wird im Liegen zwar entlastet, er kann im Liegen aber manchmal mehr Flüssigkeit aufnehmen und dadurch anschwellen. Dann drückt er beim Aufstehen noch mehr auf den Nerven.

Achtung: Wenn Sie nicht nur nachts, sondern auch tagsüber viel liegen, ist die Gefahr eines Blutgerinnsels in den Beinen (Thrombose) sehr hoch. Dabei kann es zu einem Ablösen aus den Beinen und Einschwemmung des Gerinnsels in die Lunge kommen – mit der Folge: Lungenembolie mit oft tödlichem Ausgang. Daher sind bei längerem Liegen Spritzen oder Tabletten gegen Thrombose notwendig.

derlegen von Matratzen, verschiedenen Matratzenhärten, Veränderung des Lattenrostes, Kissen, Kopfkissen mit Mulde usw. können Sie selbst experimentieren, was zu einer angenehmen Liegeposition verhilft.

Schmerzlindernder Effekt durch leichten Zug (Extension)

Bei akuten oder chronischen Rückenschmerzen ist es oft hilfreich, die Übungsbehandlung unter milder Traktion (= Extension) des Wirbelsegments zu beginnen. Dies kann durch einen Therapeuten, der einen dosierten Zug an den Beinen oder am Kopf ausübt, beim Liegen auf einer Schrägbank und Einhängen der Füße oder Arme, oder aber auch beim Hängen mit den Armen an einer Sprossenwand durchgeführt werden.

Auch im tiefen Wasser kann man mit einer Auftriebshilfe (Schwimmring) die Beine »baumeln« lassen. Die möglichen Wirkungen einer Extension werden als Dehnung des Bandapparats, Lockerung der verhärteten Muskulatur, als Weitung des Nervenaustrittslochs oder als Verbesserung der Bandscheibenversorgung durch einen Pumpmechanismus beschrieben.

Ein Therapeut kann die Änderung des Muskeltonus während der Entspannung, sowie die Hohlkreuz- und Rundrückenhaltung berücksichtigen und bei Schmerzen sofort reagieren. Haben Sie Vertrauen in Ihren Therapeuten, dann können Sie sich auch besser entspannen. Im Allgemeinen werden die manuellen Traktionsmaßnahmen an der Hals- und Lendenwirbelsäule als erfolgreich beschrieben.

Achtung

Soll eine manuelle Extension bei operierten Personen durchgeführt werden, muss zuvor der Operateur um Erlaubnis gefragt werden.

Die Verwendung eines Schlingentisches, in dem Sie wie in einer Art Hängematte liegen, ist im Lendenwirbelsäulenbereich von großem Nutzen: Der betreuende Therapeut kann gemeinsam mit Ihnen die schmerzfreie Lage erarbeiten. Oftmals reicht schon Ihr Körpergewicht bei leichter Tieflage des Oberkörpers im Schlingentisch als Extensionskraft aus.

Ebenfalls sehr hilfreich sind milde Extensionen im Bewegungsbad, wobei Sie Ihren Oberkörper mit wenigen Auftriebsmitteln auf dem Wasser schweben lassen können. Durch das Gewicht der frei hängenden Beine entsteht eine leichte Extension. Das Wasser sollte nicht zu kalt, also nicht unter 32 °C, sein.

Eine maschinelle Extension kann durch den unspezifischen Zug manchmal eher eine Ver- als eine Entspannung der Muskulatur zur Folge haben oder gar das Operationsergebnis schädigen und ist daher nach Operationen verboten.

Manchmal kann schon eine milde Extension die Rückenschmerzen verstärken, z. B. wenn dadurch ein Bandscheibenvorfall weiter in den Spinalkanal rutschen kann. Dann sind Extensionen nicht anzuwenden.

Schmerzlinderung durch physikalische Anwendungen

Über kaum bemerkbare Ströme, die durch Hautelektroden in den Körper geleitet werden (TENS = transkutane elektrische Nervenstimulation), können Schmerzen mitunter gelindert werden. Es wird angenommen, dass dabei die Nervenfasern ständig kleine Impulse erhalten und damit »beruhigt« werden. Auch die Akupunktur kann bei einigen Patienten die Schmerzbahnen beeinflussen und die Beschwerden lindern. Die Wirkung dieser Anwendungen liegt etwas höher als der Placeboeffekt, der mit etwa 30 % Erfolg angegeben wird.

Wärmepackungen, Bestrahlungen, Einreibungen usw., aber auch Elektrotherapie u. v. a. können – zumindest für einige Zeit – ebenfalls schmerzlindernd wirken, da sie die Muskulatur entspannen.

Massagen: Segen oder Fluch?

Die verspannte Muskulatur lässt sich durch Massagen lockern. Es ist aber immer wieder festzustellen, dass ein Patient mit akuten Rückenschmerzen nach einer Massage eine Verschlimmerung empfindet. Das liegt daran, dass das schon krankhaft veränderte Wirbelsegment durch äußere Kräfte des Masseurs gereizt oder verschoben wurde. Daher sollten Massagen im Akutstadium möglichst nicht direkt an der Wirbelsäule selbst erfolgen.

Physiotherapie der Wirbelsäule

Die Physiotherapie ist in allen Stadien der Rückenschmerzen eine segensreiche Therapie. Viele Methoden der manuellen Therapie, Triggerpunkt-Behandlungen, Querfriktionen der verspannten Muskulatur, oft in Kombination mit thermischen Reizen, osteopathischen Handgriffen, Traktionen etc. können die Schmerzen reduzieren, bestehende Bewegungseinschränkungen verbessern und die Wirbelsäule stabilisieren.

Es können jedoch nicht alle der mannigfachen physiotherapeutischen Methoden Anwendung finden, denn eine bestimmte mechanische Störung an der Wirbelsäule kann nicht durch verschiedenste – oft gegenteilige – Krafteinleitungen in den Körper gleichermaßen günstig beeinflusst werden. Viel eher verschlimmert eine nicht adäquat angewendete Methode die Beschwerden. Bei akuten Rückenschmerzen, aber auch nach Operationen der Wirbelsäule, sollten daher folgende Physiotherapiekriterien gelten:

- Durch eine gezielte Diagnostik die Ursache der Störung eingrenzen.
- Vor Beginn der Therapie sollte eine schmerzlindernde Lagerung (z. B. Abbildung S. 36) ausprobiert und eingestellt werden.
- Die schmerzlindernde Korperhaltung im Stehen und Sitzen soll erarbeitet werden.
- Maßnahmen zur Muskelentspannung (Wärme, Schröpfen, osteopathische Methoden etc.) anwenden.
- Wenn der Arzt die Erlaubnis gibt, sind milde Traktionen bzw. Extensionen der Wirbelsäule hilfreich.
- Vorsichtige wiederholte isometrische Anspannungen der Rumpfmuskulatur (isometrisch = ohne große Bewegungen) fördern die Durchblutung und Entschlackung der Muskeln.
- Ihr Therapeut erarbeitet gemeinsam mit Ihnen ein Übungsprogramm für die Rumpfmuskulatur im Liegen und im Vierfüßlerstand.
- Sie können vorsichtige Dehnungen der Extremitätenmuskeln (»Gezieltes Stretching«, S. 56) zur Verbesserung der Haltung ausführen.
- Ihr Therapeut gibt Ihnen alltagstaugliche Anleitungen für das rückengerechte Verhalten und koordinatives Training im Liegen, Sitzen, Gehen.
- Vermeiden Sie kraftvolle Massagen.
- Vermeiden Sie starke manuelle Mobilisationen oder Manipulationen im akut betroffenen Wirbelsegment.
- Führen Sie noch keine Mobilisierung der Wirbelsäule durch ausgeprägte Bewegungsübungen aus.
- Bei Nervenkompressionen sollte eine skoliotische Fehlhaltung (S. 30) nicht korrigiert werden.

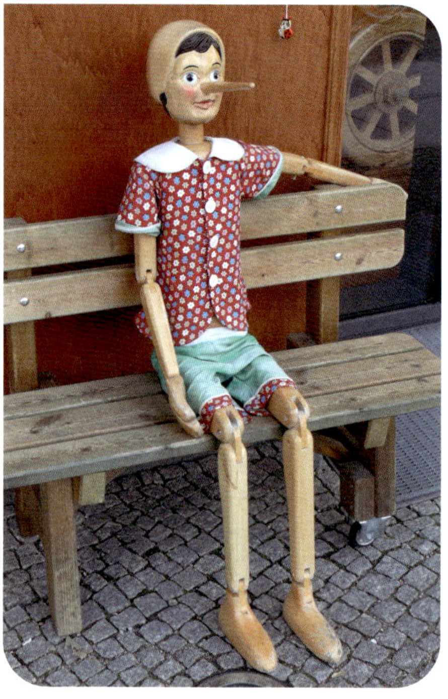

Prinzip »Pinocchio« bei Bandscheibenschäden, Instabilitäten, spinaler Stenose und auch nach Operationen: Der Rumpf (bzw. die Halswirbelsäule) bleibt unbeweglich »wie aus einem Holzstück«. Die Wirbelsäule soll während der Therapie, aber auch im Alltag, möglichst wenig mobilisiert werden. Dagegen können Arme und Beine bewegt und vorsichtig gedehnt werden.

Bei den meisten Wirbelsäulenkrankheiten ist eine Stabilisierung der betroffenen Wirbelsegmente sinnvoll. Orthopäden und Neurochirurgen lehnen bei bandscheibenbedingten Erkrankungen, degenerativen Veränderungen oder Instabilitäten eine Mobilisierung als »unsinnige Bewegungstherapie« ab, um die Spontanheilung nicht zu stören.[3, 4]

In den meisten Fällen sollte die Therapie eines akut schmerzhaften Wirbelsegmentes – oder nach einer Wirbelsäulenoperation – vorwiegend stabilisierend erfolgen, mobilisierende Bewegungen sind zu vermeiden. Im weiteren Verlauf der Behandlung kann die Physiotherapie die Aktivität der Rumpfmuskulatur durch rückengerechte Übungen mit Therabändern, kleinen Gewichten, an Seilzugapparaten, auch verbunden mit Koordinations- und Haltungsübungen, erhöhen. Nun kann auch Ihre Haltung schrittweise korrigiert werden.

Alles im Lot? Haltung und Rückenschmerz

Manche Menschen haben ein starkes Hohlkreuz, andere mehr einen Rundrücken – oder auch beides. Wiederum andere Personen haben eine fast ganz gerade Wirbelsäule. All das sind erbliche Versionen der Wirbelsäulenform. Die Varianz der Wirbelsäulenformen ist ausgesprochen hoch und steht in keinem Zusammenhang mit den klinischen Beschwerden. Schon Prof. Alf Nachemson (ein Pionier in Sachen Belastung der Wirbelsäule) stellte 1969 fest, dass beispielsweise die Variation des Winkels zwischen Lendenwirbelsäule und Kreuzbein (Lumbosakralwinkel) keine klinische Bedeutung hat, wenn sie zwischen 0–60° (bei Männern) und 0–80° (bei Frauen) liegt.[5] Auch dies zeigt, dass große Variationen vorhanden sind, die keinerlei Hinweis auf eine spätere Erkrankung geben.

Allerdings sollte bei Schiefhaltungen oder starken Fehlformen, die außerhalb der normalen Varianz liegen, und die für die Schmerzen ursächlich sind, Korrekturen in Richtung Neutralposition erfolgen.

Zudem stellt sich bei vielen Menschen im Laufe des Lebens eine Veränderung ihrer Wirbelsäulenform ein. Im mittleren und fortgeschrittenen Alter tritt eine Reduktion des normalen Hohlkreuzes der Lendenwirbelsäule, bis hin zu einem Rundrücken auf, bedingt durch Bandscheibenverschleiß und andere degenerative Wirbelsäulenveränderungen. Die Röntgenaufnahmen zeigen dann eine Verschmälerung der Zwischenwirbelräume und/oder eine Verkippung bzw. Verkeilung der Wirbelkörper. Diese Patienten gehen häufig in leicht vorgebeugter Haltung, besonders bei Ermüdung. Durch spezielle Messungen konnte dabei eine – im Vergleich zur Bauchmuskulatur – deutliche Schwäche der Rückenstreckmuskulatur bis hin zur fettigen Degeneration festgestellt werden. Oft ist der Haltungsverlust zusätzlich auch durch eine Verkürzung von Muskeln (M. iliopsoas) durch ständiges Sitzen bedingt. Auch das Bauchgewicht bei einer Adipositas verändert die Wirbelsäulenform.

Bei allen diesen Veränderungen ist eine Haltungskorrektur sinnvoll. Denn sind die Wirbelsegmente erst einmal verkeilt oder verkippt, dann erfolgt die Kraftübertragung nicht mehr gleichmäßig auf die Wirbelkörper und auf die beiden hinteren Wirbelgelenke, die normalerweise das Gewicht des Oberkörpers aufnehmen. Das Gewicht des Oberkörpers wird dann zwar oft noch toleriert, solange sich das kranke Segment im Gleichgewicht befindet. Treten jedoch Dreh- oder Scherkräfte oder eine Kippung auf, kippt, rotiert oder rutscht das betroffene Wirbelsegment (Abbildung S. 27) und löst Schmerzen aus. Im weiteren Verlauf werden dann auch die Wirbelsäulenbänder gezerrt und überdehnt.

Seitliche Verbiegungen der Wirbelsäule (Skoliosen) sollten immer Beachtung finden und müssen schon bei Jugendlichen behandelt werden. Auch im Erwachsenenalter ist ein Trainingsprogramm zur Haltungsverbesserung angezeigt: Wie schon zuvor beschrieben, ändert die Wirbelsäule im Laufe des Lebens ihre Form und Statik, wobei auch Fehlformen wie Skoliosen verstärkt werden können.

Bei Jugendlichen mit einer Schwäche der Knochenstrukturen der Wirbelkörper, einem Morbus Scheuermann, kann eine zunehmende Rundrückenbildung eintreten. Ähnliche Veränderungen entstehen auch bei einer ausgeprägten Osteoporose älterer Menschen. Auch diese sind behandlungsbedürftig.

Verschiedene Haltungsänderungen in der Lendenwirbelsäule (LWS), die oft zur Schmerzlinderung oder auch Schmerzverstärkung führen. Weitere Informationen finden Sie auch bei der Beschreibung der einzelnen Rückenkrankheiten.

Krankheit	empfohlene Haltungsänderung zur Schmerzlinderung	Grund der Schmerzlinderung	diese Positionen verstärken die Schmerzen
Neuroforamenstenose	Biegung der LWS zur Gegenseite oder auch leichte Rundrückenbildung (Kyphosierung) der LWS	Das Neuroforamen wird erweitert und bietet dem Nerv mehr Platz.	Seitneigung der LWS zur betroffenen Seite, aber auch Hohlkreuz oder Rückneigung
Bandscheibenprotrusion (= der ausgeleierte Faserring wölbt sich vor)	Biegung der LWS zur Gegenseite, eventuell auch leichtes Rückneigen	Der labile Faserring rutscht wieder zurück in die ursprüngliche Position.	Vorneigen nach vorn, vor allem auch noch mit Belastung
seitlicher Bandscheibenvorfall	Biegung der LWS zur Gegenseite	Der vorgewölbte weiche Kern wird leicht in die Bandscheibe zurückgesogen.	Der Bandscheibenvorfall kann aber durch Seit- oder Vorneigung noch weiter herausgedrückt werden.
Bandscheibenvorfall im Spinalkanal	verschiedene Haltungen, die im Liegen oder im Schlingentisch, später auch im Stehen ausprobiert werden sollten	je nach Lage und Größe des Vorfalls leichte Entlastung möglich	verschiedene Positionen. Auch zunächst schmerzlindernde Haltungen können schmerzhaft werden, wenn der Prolaps anschwillt.
einseitiges Wirbelgleiten (Spondylolyse)	Neutralposition mit leichter Drehung in eine Richtung	Der verdrehte Wirbel rutscht zurück in die richtige Position.	starke Drehung, Vorneigung, auch beim starken Rückneigen
beidseitiges Wirbelgleiten (Spondylolisthesis)	Neutralposition mit leichter Rundrückenhaltung der LWS	Der nach vorn gerutschte Wirbelkörper rutscht zurück.	stärkeres Rückneigen, aber auch bei Vorneigung, Drehung. Häufig ist der Schmerz auch mit einem »Knacken« verbunden.

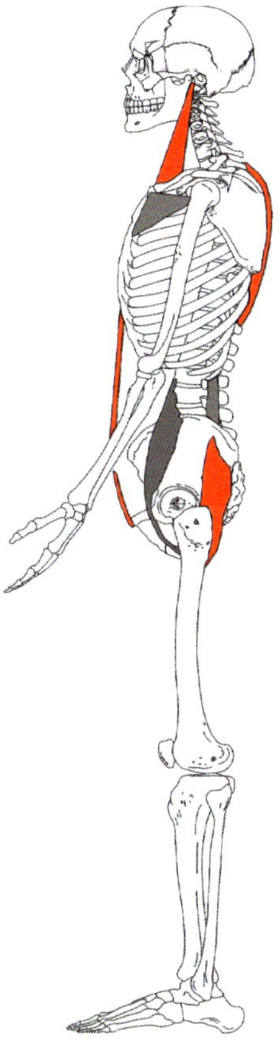

Erarbeitung der »Neutralposition«: Um eine zu starke Hohlkreuzbildung in der Lendenwirbelsäule oder einen ausgeprägten Rundrücken im Brustwirbelbereich zu korrigieren, müssen die rot dargestellten Muskeln gekräftigt und die grau dargestellten Muskeln gedehnt werden.

Therapeutisch scheint es zwar trotz intensiver therapeutischer Bemühungen fast unmöglich, Patienten eine andere Körperhaltung oder andere Beckenkippung anzutrainieren.[6] Bei Rückenschmerzen können aber schon kleine Haltungsänderungen oder Korrekturen von Fehlstatiken schmerzlindernd sein. Es ist daher sinnvoll, krankhafte Wirbelsäulenformen therapeutisch durch Muskeltraining und Dehnungsübungen auszugleichen. Auch dazu sind viele Übungen in diesem Buch geeignet (»Gezieltes Stretching«, S. 56).

Bei akuten Rückenschmerzen kann eine Haltungsänderung bzw. eine bestimmte Lagerung (Abbildung S. 36), schmerzlindernd sein.

Die Übungsbehandlung wird stets an Ihren Schmerzangaben ausgerichtet. Dabei lernen Sie, Ihre Wirbelsäule in eine »Neutralposition« zu bringen. Sie entspricht der Haltung mit dem geringsten Schmerz, der geringsten biomechanischen Belastung und dem niedrigsten Risiko eines erneuten Bandscheibenschadens.[7]

Von der Neutralposition aus spannen Sie Ihre Muskeln isometrisch wie ein Korsett an. Somit stabilisiert, können Sie lernen, auch wieder Gewichte anzuheben und zu transportieren, bzw. die Extremitäten mit oder ohne Gewichten zu trainieren.[8]

Gezieltes Stretching – Dehnübungen zur Verbesserung einer Fehlhaltung

Der regelmäßige Dehnungsreiz ist ein wichtiges therapeutisches Mittel zur Besserung von Bewegungseinschränkungen der Gelenke oder von verkürzten Muskeln.

Durch jahrelanges Sitzen über viele Stunden am Tag verkürzt zudem nicht selten der M. iliopsoas, was zu einer Einschränkung der Hüftstreckung führt. Die Folge ist beim Stehen, Gehen und Joggen eine vermehrte Beckenkippung nach vorn und somit eine verstärkte Hohlkreuzbildung. Es ist daher sinnvoll, diese Muskelpartien zu dehnen. Auch Teile der Wirbelsäule können gedehnt werden, wobei vorwiegend die vorsichtige Überstreckung der Brustwirbelsäule trainiert werden darf, aber kranke Wirbelsegmente nicht mobilisiert werden sollten.

Gerade die Halswirbelsäule und die Lendenwirbelsäule sollten nicht stark gedehnt werden, denn hier könnte eine extreme Dehnung bei Verschleißerscheinungen zu Schäden führen: Die Beweglichkeit der Lendenwirbelsäule ist durch die knöchernen Wirbelgelenke begrenzt: Während das Vor- und Zurückneigen in jedem dieser Wirbelsegmente bis zu 8° möglich ist, kann dort eine Rotation nur 1–2°erfolgen. Bei stärkeren Rotationskräften auf die Lendenwirbelsäule (z. B. beim Skifahren auf der Buckelpiste, Diskuswerfen u. a.) wird der Faserring der Bandscheibe gezerrt. Dies könnte auf Dauer zu Überlastungen führen. Daher sollte bei der Dehnung eine starke Rotation der Lendenwirbelsäule vermieden werden. Extremes Dehntraining über viele Jahre (Bodenturnen, Schlangenmenschen) kann auch zu einem Wirbelgleiten führen.

In der Brustwirbelsäule liegen die Wirbelgelenke dachziegelartig übereinander. Hier kann eine Rotation der Wirbelsegmente also problemlos erfolgen. Allerdings ist die Rückneigung eingeschränkt, sie darf aber unter mäßiger Krafteinwirkung (Dehnung über eine Rolle oder einen Pezziball nach hinten) durchgeführt werden.

Die Halswirbelsäule ist in allen Ebenen sehr beweglich. Hier sollte eine Dehnung nur erfolgen, wenn keine krankhaften Veränderungen der Wirbelsegmente vorliegen. Ansonsten könnten Bandscheibenschäden oder sogar Instabilitäten provoziert werden.

Die regelmäßige Dehnung der Gelenke der Arme und Beine und bestimmter Rumpfmuskeln ist ein wichtiger Faktor, um Haltungsfehler und schmerzhafte Verspannungen zu verbessern. Im akuten Stadium und nach Operationen sollten diese Dehnungsübungen aber nicht – oder nur nach Rücksprache mit dem Arzt – erfolgen.

1

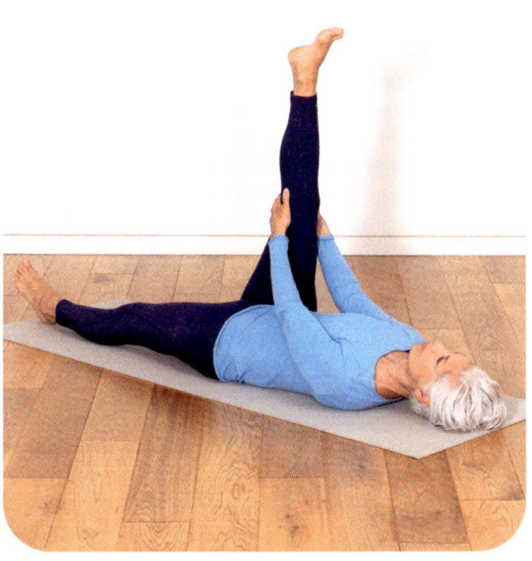

2

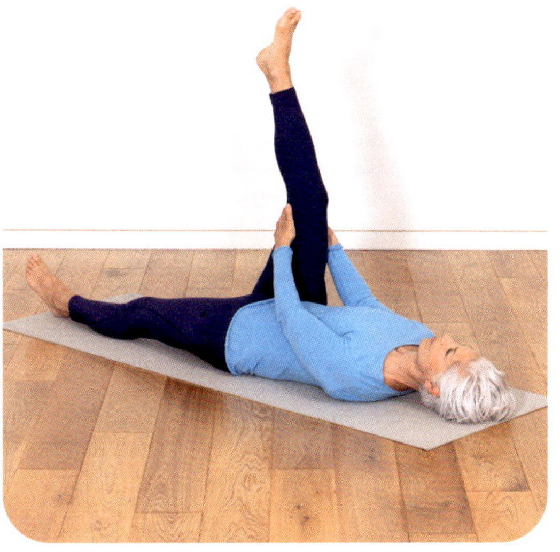

Dehnung der rückseitigen Oberschenkelmuskulatur

In Rückenlage strecken Sie ein Bein gerade in Richtung Zimmerdecke.

Bei gestrecktem Kniegelenk wird der Muskelbereich mehr im Kniebereich gedehnt. (1) Zur Unterstützung können Sie Ihr Bein mit beiden Händen im Kniebereich umfassen.

Wenn Sie Ihr Bein nicht ganz durch strecken, sondern leicht beugen, wird der Muskelbereich im Hüftbereich gedehnt. (2)

Achtung

Regelmäßig durchgeführte Dehnungsübungen sind eine wichtige Eigentherapie zur Vermeidung von Verkürzungen der Muskeln und zur Verbesserung der Haltung. Es gilt: Gelenke – mobil, Rücken – stabil. Das bedeutet, dass man Dehnungen direkt an der Wirbelsäule nur dosiert ausüben sollte.

Dehnung zur Korrektur einer Beckenkippung

Bei dieser Übung handelt es sich um eine wichtige Dehnübung zur Korrektur einer Beckenkippung, die durch einen verkürzten M. iliopsoas und M. quadriceps entstanden ist.

Ausführung: Legen Sie sich in Bauchlage auf eine Unterlage und achten Sie darauf, dass Ihre Hüften auf dem Boden aufliegen. Winkeln Sie dann ein Bein an, Ihre Ferse nähert sich also dem Po. Umgreifen Sie mit der Hand derselben Körperseite den angewinkelten Fuß, sodass Sie noch ein bisschen mehr in die Dehnung gehen können. ① Achten Sie aber darauf, in kein Hohlkreuz zu kommen. In Bauchlage sollen die Hüften auf dem Boden bleiben, während das Knie gebeugt wird. Vorsicht vor zu starker Hohlkreuzhaltung!

Variante in Seitlage: In Seitlage liegen Ihre Beine zunächst übereinander, dann winkeln Sie das obere Bein an, auch hier nähert sich die Ferse dem Po. Zur Unterstützung können Sie ein Theraband um Ihren Fuß wickeln und damit das Bein mehr nach oben in Richtung Rücken ziehen. ②

Variante im Stehen: Sie können die Streckübung für den M. iliopsoas und den M. quadriceps auch im Stehen ausführen. Im aufrechten Stand winkeln Sie ein Bein an, umgreifen dafür am besten den Fuß und ziehen ihn zum Po. Die Hüfte soll dabei möglichst nach vorn gebracht werden. ③

1

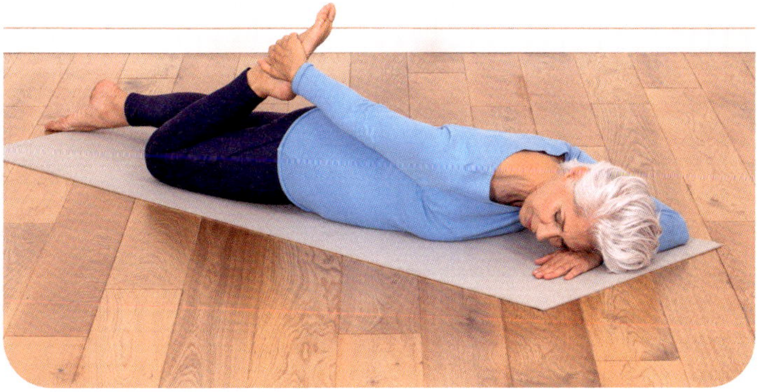

2

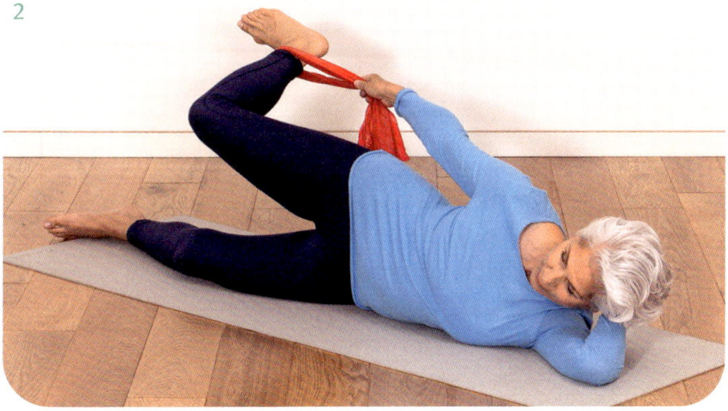

3

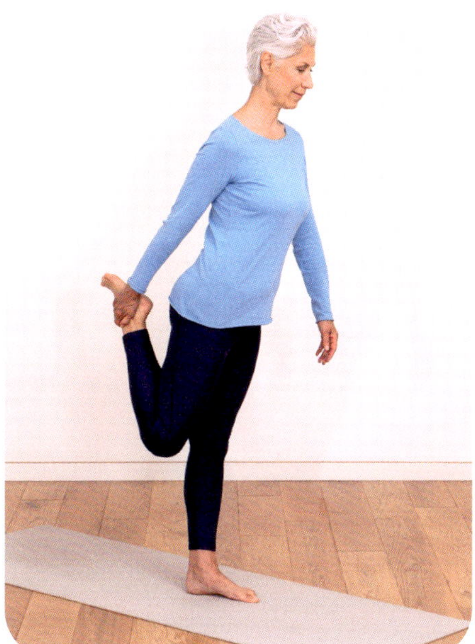

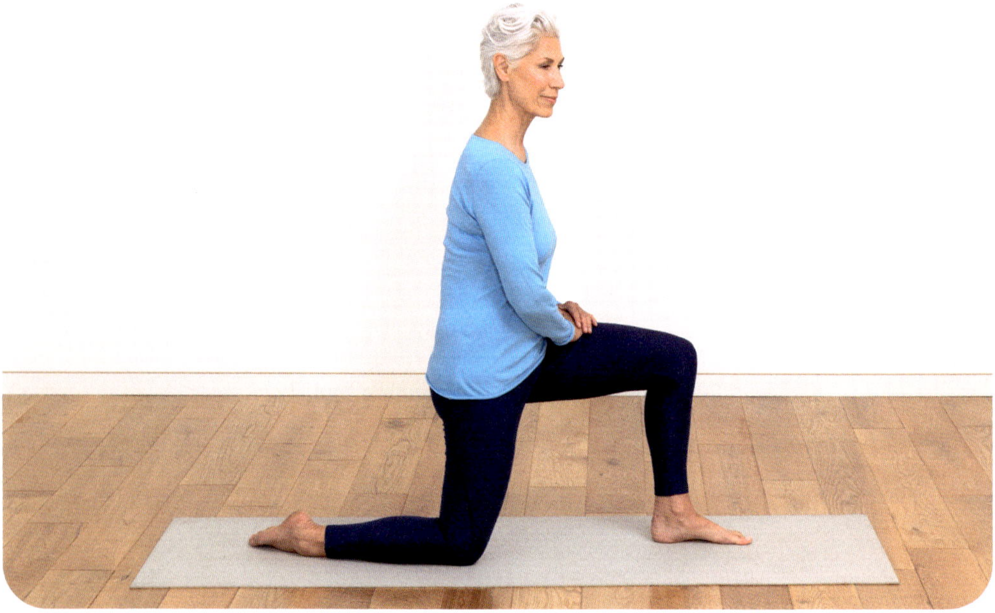

Dehnung des M. iliopsoas

Begeben Sie sich in den Kniestand. Stellen Sie dann ein Bein im rechten Winkel auf, der Oberschenkel ist nun parallel zum Boden. Achten Sie darauf, Ihre Hüfte eher nach vorn zu schieben, die Bauchmuskulatur ist angespannt, dadurch wird ein Hohlkreuz vermieden.

1

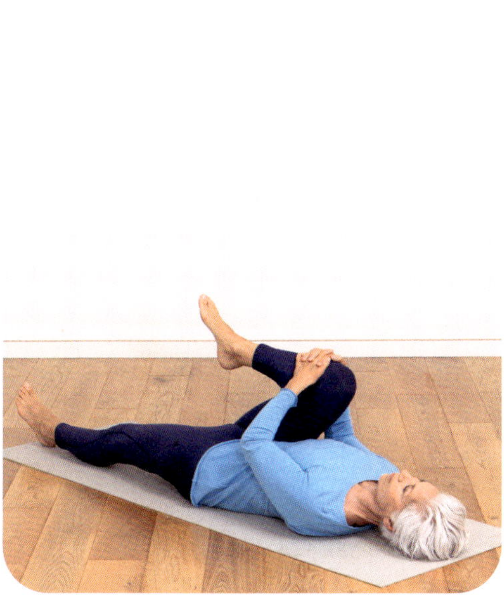

2

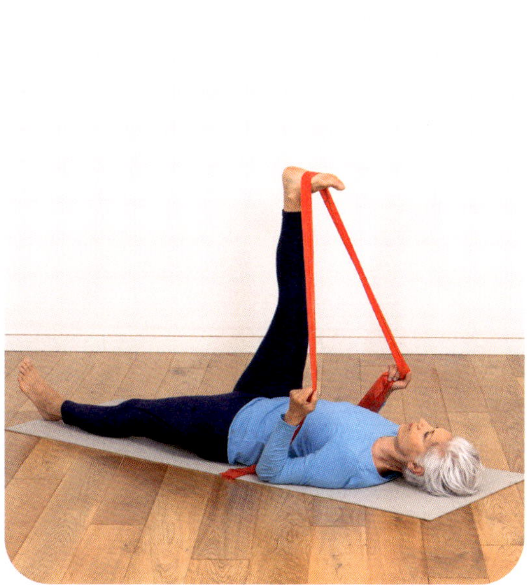

Dehnung der rückseitigen Hüftmuskeln

In Rückenlage strecken Sie ein Bein gestreckt in Richtung Zimmerdecke und ziehen es dann langsam angewinkelt an Ihren Oberkörper. Ihre Bauchmuskulatur ist angespannt. Zur Unterstützung können Sie Ihr Bein mit beiden Händen im Kniebereich umfassen. ❶ Achtung: Nicht zu sehr in eine Rundrückenhaltung kommen!

Variante mit Theraband: Sie können auch ein Theraband um einen Fuß legen. Bleiben Sie nun mit dem Oberkörper auf der Unterlage liegen und ziehen Sie mithilfe des Therabands das gestreckte Bein so weit wie möglich in Richtung Zimmerdecke. Dabei sollten beide Knie möglichst gestreckt bleiben. Am Anfang dürfen Sie das andere Bein aufstellen, sobald es geht, bitte beide Beine strecken. ❷

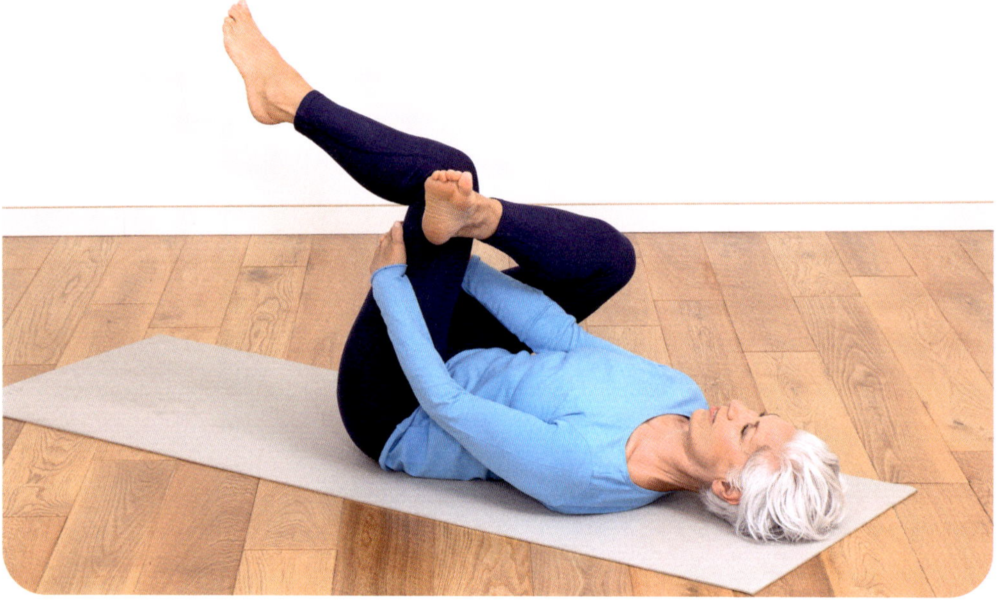

Dehnung der Außenrotation der Hüfte

Begeben Sie sich in Rückenlage und stellen Sie Ihre Beine angewinkelt auf. Legen Sie nun die Außenkante Ihres rechten Fußes an Ihr linkes Knie. Dann heben Sie das linke Bein an und ziehen es in Richtung Oberkörper, der eben auf der Matte liegen bleibt. Wenn Sie nun die linke Hüfte etwas weiter beugen bzw. anheben, wird die Dehnung verstärkt. Wechseln Sie dann die Seite.

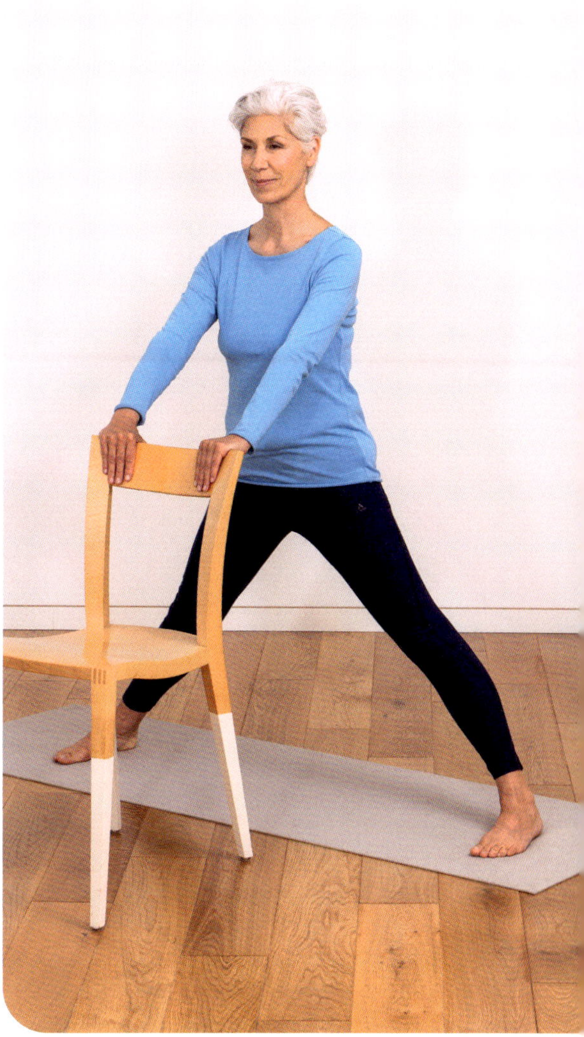

Dehnung Hüftadduktoren

Stellen Sie sich im breitbeinigen Stand an die Rückenlehne eines Stuhls und dehnen Sie die Adduktoren der Hüfte. Das Abstützen mit den Händen reduziert eine eventuelle Rückenbelastung beim leichten Vorneigen.

1

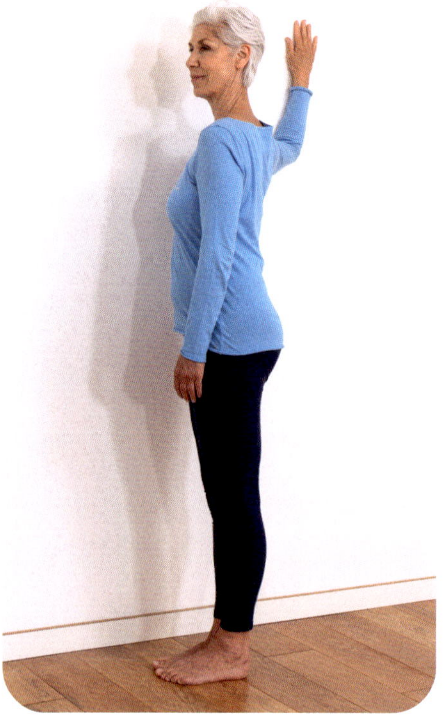

2

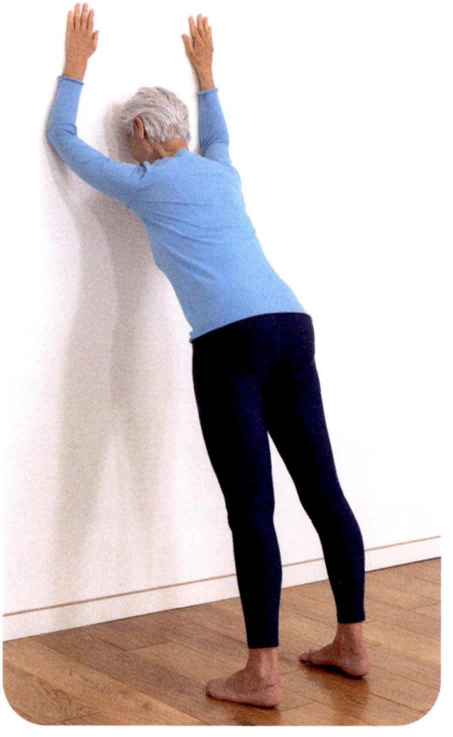

Dehnung der Schulter- und Brustmuskulatur

Stellen Sie sich in einem leichten Winkel an die Zimmerwand. Legen Sie nun Ihren Unterarm rechtwinklig an die Wand, die Hand zeigt in Richtung Zimmerdecke. Rotieren Sie nun Ihren Oberkörper nach außen, also weg von der Wand. Achten Sie dabei darauf, dass Ellbogen und Unterarm den Kontakt zur Wand halten. ❶

Variante: Wenn Sie beweglicher sind, können Sie sich auch frontal vor die Wand stellen und beide Unterarme auf Kopfhöhe an die Wand legen. Ihre Beine sind etwas weiter von der Wand entfernt als im ersten Übungsteil, sodass Sie nun den Oberkörper leicht durchhängen lassen können. Achten Sie auch hier darauf, dass Ihre Unterarme weiterhin an der Wand aufliegen. ❷ Beim Aufrichten aus dieser Position von der Wand wegdrücken.

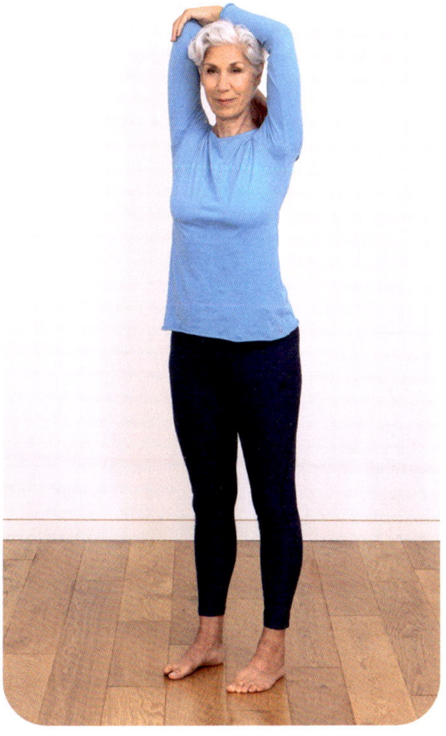

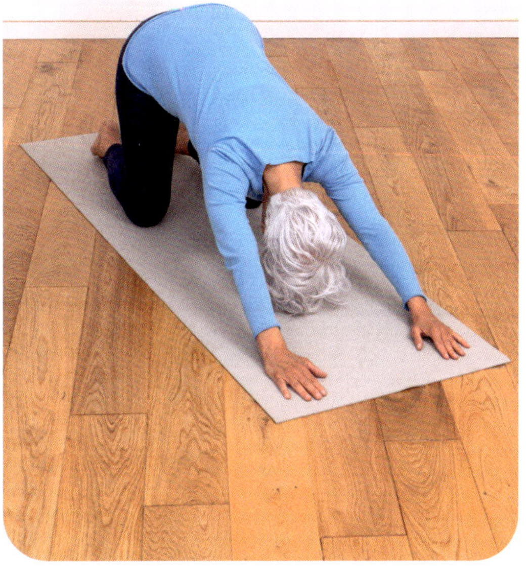

Dehnung der Schulter- und Brustmuskulatur

Im Stand winkeln Sie Ihren rechten Arm hinter dem Kopf nach hinten, Ihre Hand zeigt am Rücken nach unten in Richtung Po. Greifen Sie mit Ihrer linken Hand den rechten Ellbogen oberhalb des Kopfs und intensivieren Sie damit die Dehnung. Wechseln Sie dann die Seite.

Dehnung für die ausgeheilte Wirbelsäule

Diese entspannende Übung sollten Sie *nicht* direkt nach einer Lendenwirbelsäulen-Operation ausführen.

Begeben Sie sich in den Vierfüßlerstand. Ihre Oberschenkel sind im rechten Winkel zum Boden, Knie und Po bilden eine Linie. Wandern Sie nun mit den Händen so nach vorne, dass Sie Ihren Oberkörper gestreckt lassen können, er also eine schiefe Ebene bildet.

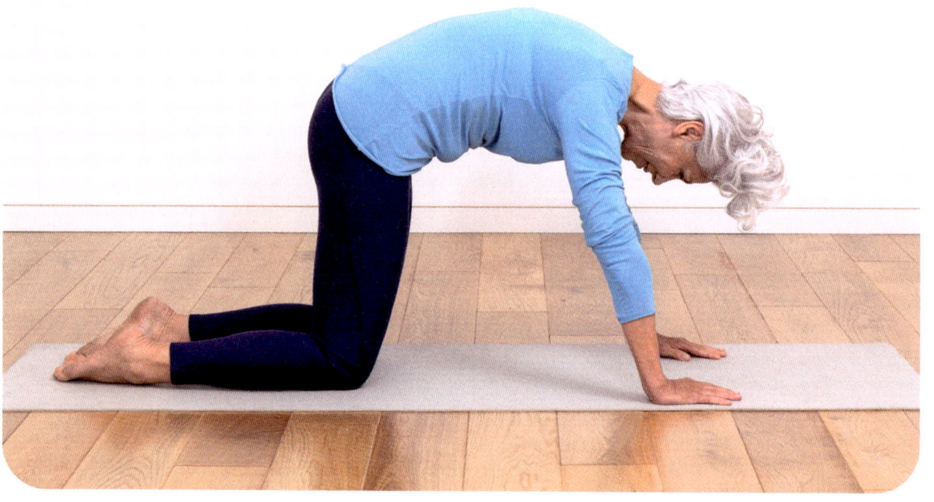

Übung nach der Heilungsphase – »Katzenbuckel«

Achtung: Die folgenden Übungen dienen der Verbesserung der Beweglichkeit der Brustwirbelsäule. Da hierbei aber auch die Lenden- und Halswirbelsäule gedehnt werden könnten, sind diese Übungen *nicht* direkt nach Operationen oder beim akuten Rückenschmerz sinnvoll.

Im Vierfüßlerstand ziehen Sie den Nabel Richtung Rücken, dadurch rundet sich Ihr Oberkörper. Ein Rundrücken im Vierfüßlerstand ist eine deutlich geringere Belastung für die Wirbelsäule als ein Rundrücken im Sitzen. Bei akuten Schmerzen oder direkt nach Operationen sollten Sie diese Übung aber nicht ausführen.

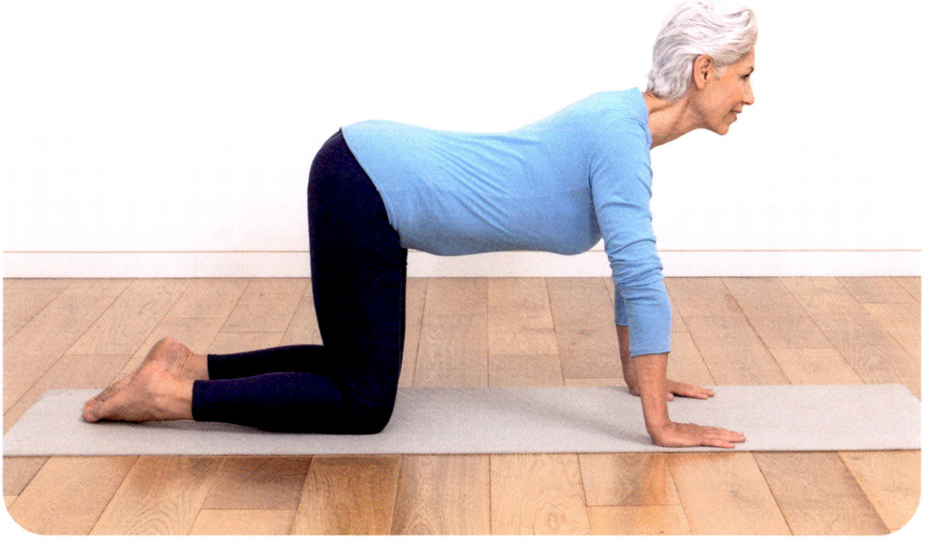

Übung nach der Heilungsphase – »Kuh«

Das Gegenstück zum Katzenbuckel ist die »Kuh« der Brustwirbelsäule. Im Vierfüßlerstand richten Sie Ihren Kopf nun nach oben, strecken die Brust nach vorne und verfallen so in ein leichtes Hohlkreuz. Die Übungen können Sie gerne auch im fließenden Wechsel ausführen.

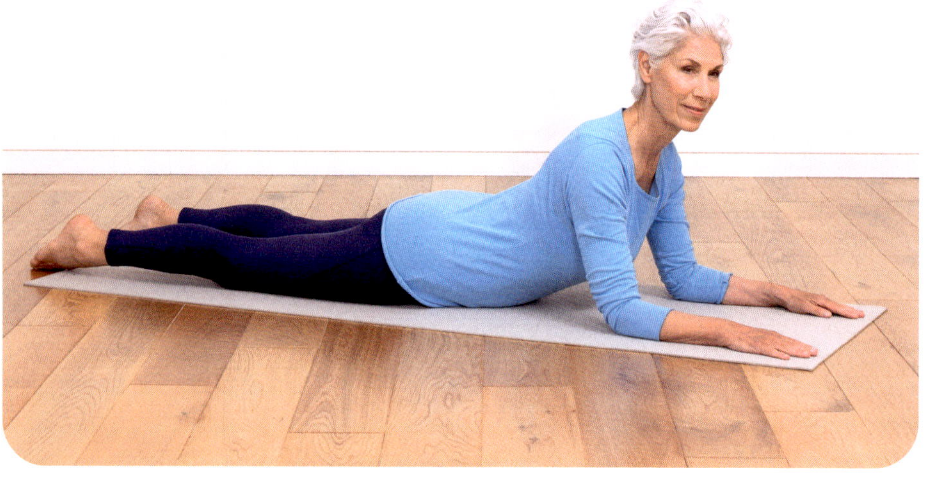

Übung nach der Heilungsphase – Dehnung Brustwirbelsäule in Bauchlage

Mit dieser Übung können Sie die Brustwirbelsäule vorsichtig nach hinten dehnen, wobei Sie darauf achten solten, dass die Lendenwirbelsäule nicht stark gedehnt wird. Gleichzeitig werden die Hüftbeuger (M. iliopsoas) gedehnt.

Begeben Sie sich in Bauchlage. Legen Sie nun Ihre Unterarme vor sich auf und heben Sie Ihren Oberkörper an. Das Gewicht geben Sie dabei durch die aufgelegten Unterarme in den Boden ab. Je weiter Sie Ihren Oberkörper aufrichten, desto mehr Dehnung der Brustwirbelsäule – aber auch zunehmend der Lendenwirbelsäule – entsteht.

Aber Vorsicht nach frischen Operationen und beim akuten Rückenschmerz!

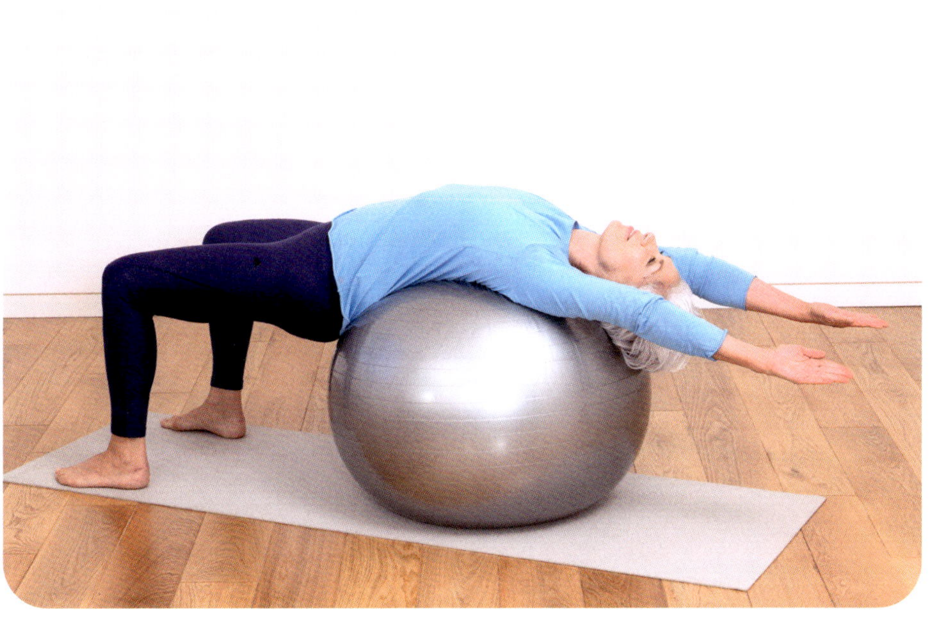

Übung nach der Heilungsphase – Dehnung Brustwirbelsäule in Rückenlage

Achtung: Diese Übung sollten Sie nur ausführen, wenn eine vorangegangene Operation völlig ausgeheilt ist und akute Schmerzen verschwunden sind.

Für die Dehnung legen Sie sich in Rückenlage über einen Gymnastikball, die Oberschenkel sind waagerecht zum Boden ausgerichtet, Ihre Arme sind über den Kopf ebenfalls parallel zum Boden gestreckt. Sie können dabei auch vorsichtig etwas hin und her rollen.

Chirotherapie und Osteopathie

Die Chirotherapie und Osteopathie sind inzwischen weit verbreitete Verfahren bei Fehlfunktionen der Wirbelsegmente (segmentale Dysfunktionen), die sich in plötzlichen Bewegungseinschränkungen bzw. in Blockierungen der Hals- oder Lendenwirbelsäule, der Rippengelenke, der Iliosakralfuge und in der Brustwirbelsäule äußern können.

Beide Verfahren setzen eine gründliche manuelle Diagnostik voraus, wodurch myofasziale oder segmentale Dysfunktionen erkannt und lokalisiert werden. Segmentale Bewegungseinschränkungen können dann mit leichtem Druck mobilisiert und Verspannungen in den Muskeln gelöst werden.

Die Osteopathie beachtet und behandelt zudem auch die Veränderungen bzw. Schmerzpunkte der angrenzenden Muskeln, z. B. Verspannungen und Rhythmusänderungen des M. iliopsoas, des Bauchraums, des Kreuzbeins und der Schädelknochen (parietal, viszerale, craniosacrale Osteopathie).

Bei der Osteopathie werden auch Schmerzzonen oder Verkrampfungen im Bauchraum sowie Beschwerden im Kopfbereich mitbehandelt. Weitere therapeutische Methoden mit Anspannung bestimmter Muskelgruppen wie die postisometrische Relaxation, aber auch Faszientechniken sind in das Behandlungsschema integriert.

Neben den mobilisierenden Krafteinwirkungen auf die Wirbelsegmente werden bei beiden Verfahren aber auch Manipulationen (kurze Kraftimpulse auf die Wirbelkörper, »high velocity, low amplitude«) durch ausgebildete Therapeuten durchgeführt. Sie können sehr hilfreich sein, wenn es sich um Blockierungen oder Verspannungen handelt. Allerdings müssen zuvor pathologische Veränderungen der Wirbelsegmente diagnostisch ausgeschlossen werden.

Die Behandlung mit diesen beiden Verfahren ist für viele Patienten segensreich. Allerdings haben Chirotherapie und Osteopathie aus wissenschaftlicher Sicht keine gesicherte nachweisbare

Achtung

Beim Verdacht auf Bandscheibenvorfälle, Nervenkompressionen, Instabilitäten, Infektionen usw. – aber auch nach Operationen – sind Manipulationen (Kraftimpulse auf die Wirbelkörper, sog. »Einrenken«) der Lendenwirbelsäule gefährlich. An der Halswirbelsäule sind Manipulationen risikoreich, weil hierbei manchmal die Wirbelsegmente oder Arterien geschädigt werden können.

Wirkung bei Rückenschmerzen. Fast allen Untersuchungen über die Effektivität der Chirotherapie ist gemeinsam, dass die positive Wirkung als nur kurzfristig beurteilt wird. Es ist auch interessant, dass die Diagnostik und die anschließende Krafteinwirkung (Impulse) auf den Wirbelkörper bei beiden Verfahren unterschiedlich ist, manchmal sogar konträr. So wird ein Tastbefund, der in der Chirotherapie als »rechtsrotierter Wirbel« diagnostiziert wurde, in der Osteopathie als »linksrotierter Wirbel« definiert. Die medizinischen Grundlagen beider Verfahren, vor allem aber der Osteopathie, sind aus neurophysiologischer Sicht nicht immer nachvollziehbar. Dennoch sind beide Therapieverfahren hilfreich, wenn die orthopädischen und neurologischen Grundlagen der Rückenschmerzen dabei beachtet werden.

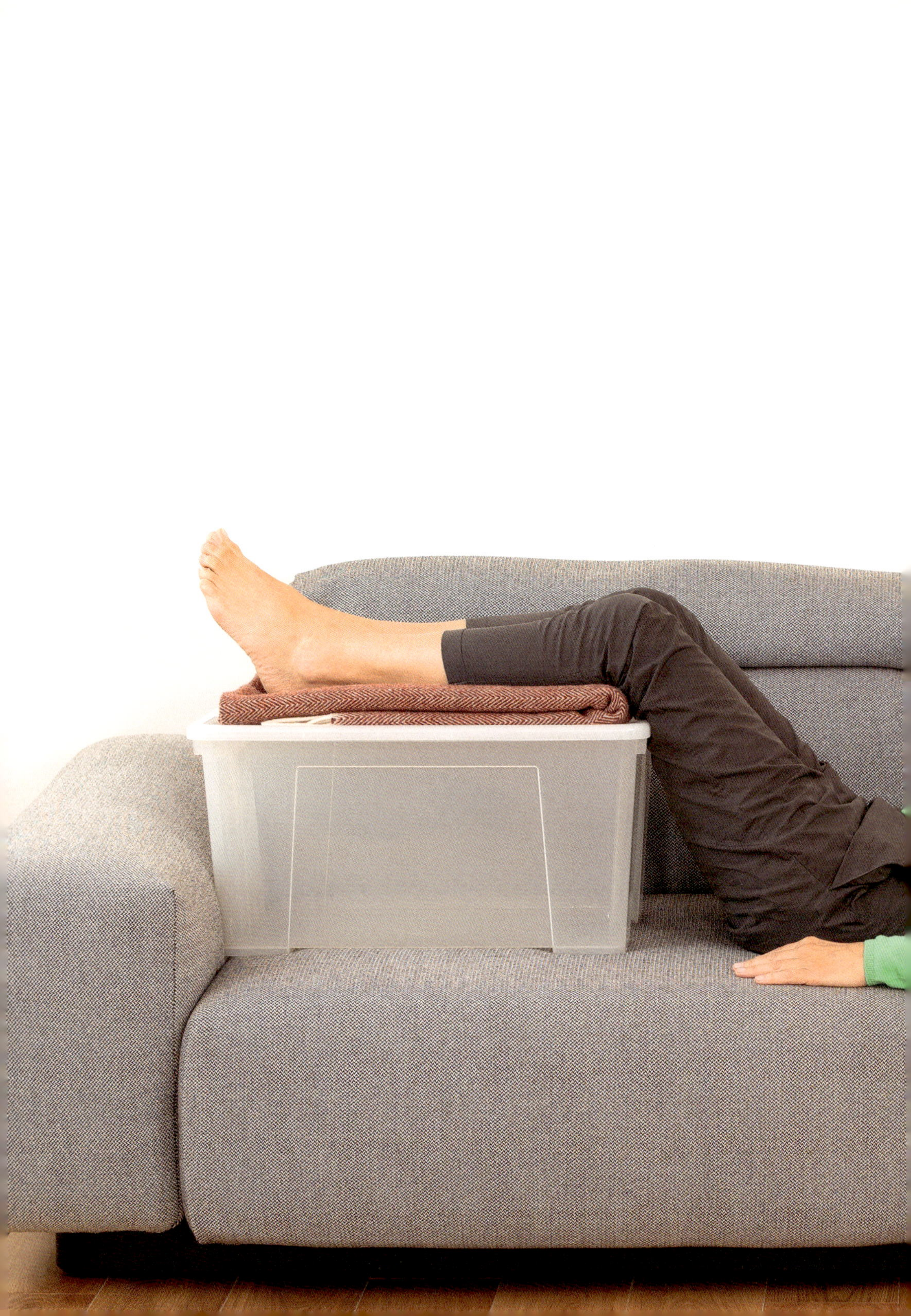

Operative Therapie der Schmerzen

Alles, was Sie über die Rücken-OP und das rückengerechte Verhalten danach wissen sollten und wie Sie weiteren Beschwerden am besten vorbeugen.

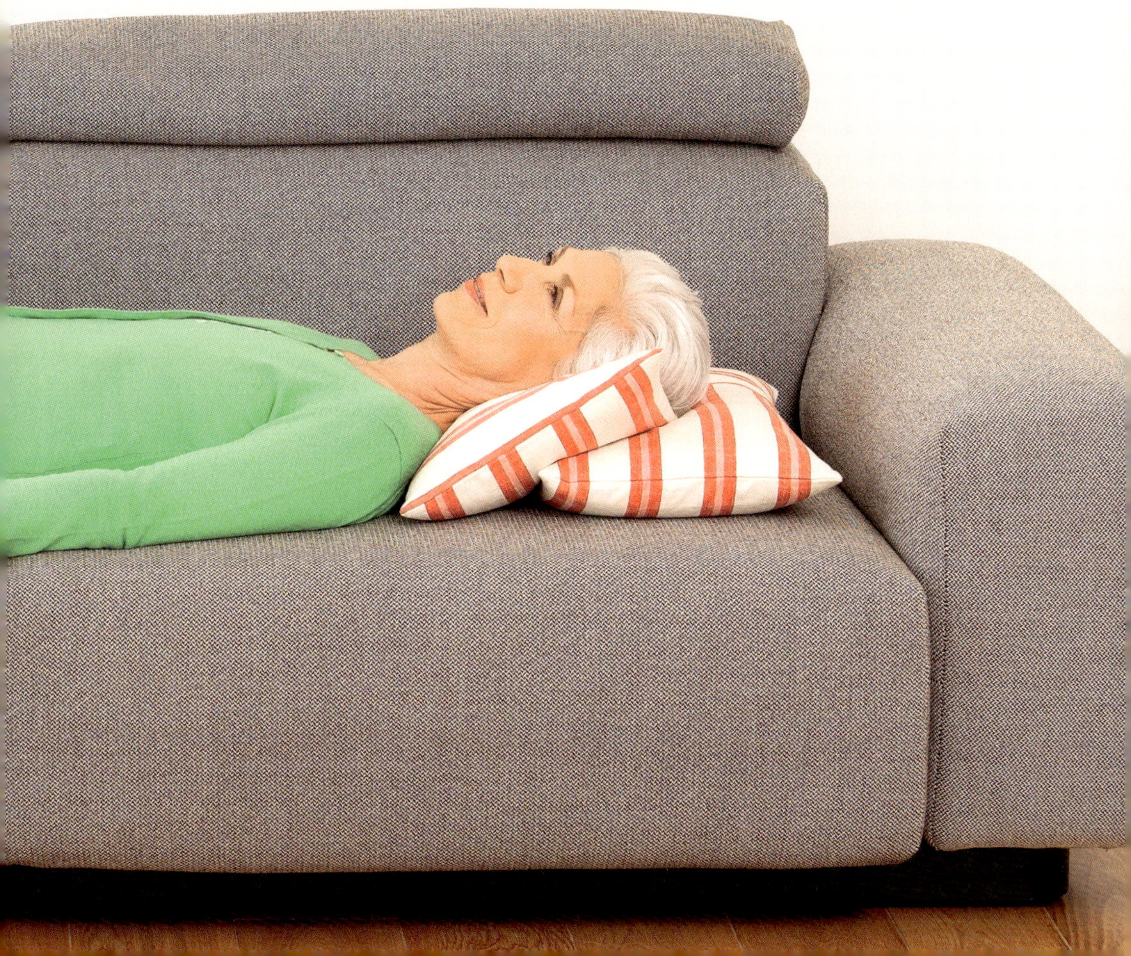

Mögliche Verfahren und ihre Komplikationen

Die Operationsmethoden haben sich verfeinert: Viele Rückenleiden werden heute mit minimalinvasiven Methoden schnell und sicher operiert, ohne dass große Veränderungen oder Folgeschäden auftreten.

Wenn Ihr Arzt eine »dringliche Indikation« zu einer Operation sieht, sollten Sie nicht lange zögern. Denn andernfalls können Dauerschäden am Rückenmark, an den Nerven, aber auch an anderen Bereichen der Wirbelsäule zurückbleiben. Natürlich bleibt bei jeder Operation ein Restrisiko, dass z. B. eine Eiterung auftreten oder ein Nerv verletzt werden kann. Diese Risiken sind aber sehr selten.

Wenn eine Operation aber nicht ganz so dringlich ist (»relative Indikation«), also wenn keine Lähmungen aufgetreten sind, sondern nur ein leichtes Taubheitsgefühl (Abbildung S. 21) und mäßige Schmerzen vorhanden sind, (»relative Indikation«), können Sie zunächst auch abwarten. Untersuchungen zeigten, dass die Therapieergebnisse mit oder ohne Operation bei Rückenschmerz-Patienten nach einem Jahr annähernd gleich waren.[10]

Die operativen Methoden an der Wirbelsäule sind inzwischen sehr vielfältig, sodass heutzutage fast alle schwerwiegenden Krankheiten gut und sicher behandelt werden können. Allerdings können Beschwerden nach einer erfolgreichen Bandscheibenoperation mitunter bestehen bleiben oder sich auch verlagern. Daher ist ein konservativer Therapieversuch bei vielen Rückenkrankheiten über 3 Monate gerechtfertigt, wenn keine dringliche Operationsindikation wie eine zunehmende Lähmung oder eine Blasen-Mastdarm-Störung (»Wenn die Nerven im Rückenbereich gequetscht werden«, S. 18) bestehen.

Achtung

Besteht eine Schwäche oder sogar Lähmung eines Muskels von mindestens 30–40 % Kraftminderung gegenüber der gesunden Extremität, kann eine vollständige Regeneration nur dann erwartet werden, wenn die Nervenkompression innerhalb von 1–2 Wochen, spätestens innerhalb von 30 Tagen verschwunden ist (entweder spontan oder durch Spritzen oder Operation).[19] Je schwerer die Lähmung ist und je länger sie anhält, umso unwahrscheinlicher ist die vollständige Wiederherstellung der Nervenfunktion.

Bringt dagegen eine konservative Therapie nach einigen Monaten keinerlei Besserung, oder tritt sogar eine Verschlechterung – oder gar eine Lähmung (Tabelle S. 20) – ein, sollten Sie das Für und Wider einer Operation mit Ihrem Arzt abklären.

Sie sollten sich allerdings aber nicht der Illusion hingeben, dass nach Ausheilung einer Rückenoperation die Wirbelsäule immer wieder genauso leistungsfähig und belastbar sein wird, wie sie in gesunden Zeiten einmal gewesen ist. Eine Operation ist zwar eine Wiederherstellung der Wirbelsäulenfunktion, diese entspricht aber aus vielfältigen Gründen (fehlende Pufferfunktion der Bandscheibe [S. 36], postoperative Veränderung der Beweglichkeit der Wirbelsegmente [S. 37] usw.) oft nicht mehr ganz der ursprünglichen Biomechanik.

Injektionen in die Wirbelsäule

Die Spritzenbehandlung in die Wirbelsäule ist ein invasiver Eingriff, sie kann an verschiedenen Strukturen erfolgen:

- Injektion in die Wirbelgelenke bei Wirbelgelenkarthrose (Facetteninfiltration)
- peridurale Injektionen, also das Einbringen des Medikaments um die Nervenwurzel herum, beispielsweise auch in das Neuroforamen

Injektionen in die Wirbelsäule stellen einen Eingriff in den Körper dar. Sie haben einen direkten therapeutischen Effekt, beispielsweise wenn das Rückenmark oder der Spinalnerv mit Cortison oder Lokalanästhetika (Betäubungsmittel) umspült wird (= peridurale Injektionen oder periradikuläre Therapie [PRT]). Das Cortison reduziert an Ort und Stelle die Schwellung des komprimierten Nervs, wodurch der gerötete und verdickte Nerv abschwellen kann und damit etwas mehr Platz im Spinalkanal entsteht.

Um die richtigen anatomischen Strukturen zu treffen, sind genaue anatomische Kenntnisse und eine gezielte Tastuntersuchung der Rückenregion notwendig.

Nicht selten muss auch ein bildgebendes Verfahren (CT oder MRT) angewandt werden, um die genaue Lage der Spritze zu überprüfen. Das CT sollte allerdings nicht zu häufig eingesetzt werden, weil die Strahlenbelastung des Patienten dadurch ansteigt.

Bei einer Wirbelgelenkarthrose (Spondylarthrose, Abbildung S. 11 unten) werden schmerzlindernde Injektionen in die Wirbelgelenke (Facetteninfiltration) durchgeführt. Mit anderen Mitteln ist auch eine Verödung der Schmerzfasern in der Gelenkkapsel der Wirbelgelenke möglich.

Als Risiken dieser Injektionen sind die Infektionsgefahr (wie bei jeder Injektion) und auch das versehentliche Einspritzen des Medikaments in ein Blutgefäß oder in den Nerv zu erwähnen. Bei Menschen, die blutverdünnende Medikamente einnehmen, können selten auch stärkere Hämatome auftreten.

Operative Verfahren

Die modernen minimalinvasiven Operationsmethoden zerstören das umgebende Gewebe nur gering. Oft arbeitet der behandelnde Arzt an der Lendenwirbelsäule mit einem Operations-Mikroskop (mikrochirurgische Technik). Auch die Anwendung von Endoskopen (endoskopischer interlaminärer Zugang oder endoskopischer transforaminaler Zugang) ist möglich. Interlaminär (oder posterior) bedeutet, dass die Operation von hinten durch die Wirbelbögen erfolgt. Transforaminal (oder lateral) heißt, dass der Wirbelkörper von der Seite operiert wird, um besser an den Nervenaustrittskanal zu gelangen.

Die Hautschnitte sind im Allgemeinen 1–5 Zentimeter lang. Entscheidend ist aber, wie es unter der Haut weitergeht. Denn die Lendenwirbelsäule sitzt so ziemlich in der Mitte des Körpers. Um dort an die Bandscheiben zu gelangen, bedarf es langer Instrumente.

Mitunter ist es sinnvoller, den Schnitt ein wenig größer zu machen, um im Spinalkanal einen guten Überblick zu gewinnen. Das ist vor allem wichtig, wenn sich beispielsweise ein Prolaps im Spinalkanal nach oben oder unten verschoben hat. Bei der Operation werden dann Teile im Spinalkanal, die auf einen Nerv drücken, entfernt. Dabei kann es sich um vorgefallene Bandscheiben, aber auch um Knochenvorsprünge, verdickte Bänder, verdickte Wirbelbögen, Zysten oder andere Strukturen handeln.

Die Indikationen und Methoden für eine Rückenoperation können sehr vielfältig sein:

- Bei einer Wirbelgelenkarthrose (Abbildung S. 11 unten) kann eine Verödung der kleinen Wirbelgelenke durch Hitze oder Kälte (Thermo- oder Kryoablation) hilfreich sein.

- Bei einer Bandscheibendegeneration kann durch einen sehr kleinen Schnitt ein Platzhalter (dynamischer interspinöser Spacer) zwischen den Dornfortsätzen eingesetzt werden. Dadurch werden die arthrotischen Wirbelgelenke entlastet und der Spinalkanal durch die Aufspreizung ein wenig erweitert.
- Operation einer Bandscheibenvorwölbung oder eines Bandscheibensequesters von dorsal (hinten) mit Eröffnung des Lig. flavum, mitunter auch von seitlich bei Verlegung des Neuroforamens
- Operation einer spinalen Stenose mit Erweiterung des Spinalkanals durch verschiedene Zugänge und verschiedene Methoden
- Stabilisierungsoperationen von Wirbelsegmenten durch verschiedenste Methoden: Implantation von Schrauben, Platten, Stäben, Bandscheibenspreizern, Cages aus Metall. Die modernen Implantate können problemlos über winzige Hautschnitte von hinten (posterior), von der Seite (lateral) oder von vorn (anterior) implantiert werden. Je nachdem, von welcher Seite des Rumpfs operiert wird, heißen diese Methoden: posteriore lumbale interkorporale Fusion (PLIF), transforaminale lumbale interkorporale Fusion (TLIF-Technik), Extreme lateral Interbody Fusion (XLIF) oder ALIF-Technik (anteriore lumbale interkorporale Fusion). Zusätzlich werden mitunter auch Knochenteile aus dem Becken des Patienten zum Einwachsen implantiert.
- Aufrichtungsoperationen bei schweren Skoliosen oder Kyphosen mit den unterschiedlichsten Materialen und über unterschiedliche Areale und Strecken der Wirbelsäule
- Aufrichtung oder Stabilisierung von eingebrochenen Wirbelkörpern bei Osteoporose mit Ballonkathetern und evtl. auch unter Verwendung von Knochenzement (Kyphoplastie)
- Operative Stabilisierung von Frakturen der Wirbelkörper und Wirbelbögen
- Implantation einer künstlichen Bandscheibe
- Entfernung von Knochentumoren und anschließende Stabilisierung
- Operation von Tumoren am Nervensystem oder anderen Gebilden der Wirbelsäule (Synovialzysten usw.)
- Entfernung eines Wirbels und Verblockung der angrenzenden Wirbel mit Knochen oder Implantation eines Titankorbes zur Überbrückung der entstandenen Lücke
- Bei Infektionen müssen oft einige Teile der Wirbelsäule entfernt und Antibiotika-Ketten (Metallketten mit Antibiotika-Kügelchen) eingebracht werden
- Auch an der Halswirbelsäule sind mikroneurochirurgische Operationen möglich. Bei einem operativen Zugang von vorn kann eine degenerative Bandscheibe entfernt (ventrale Diskektomie) werden, um an den Bandscheibenvorfall zu gelangen. Die Bandscheibe wird dann durch einen Platzhalter aus Titan, Kunststoff oder

Knochen ersetzt. Eine Implantation einer zervikalen Bandscheibenprothese, die operative Stabilisierung von Bandläsionen oder Knochenbrücken sind möglich. Auch die operative Stabilisierung eines abgebrochenen Dens axis (Fortsatz des 2. Halswirbels) durch den Mund wird durchgeführt. Seitlich gelegene Bandscheibenvorfälle können über einen Zugang von hinten operiert werden.
- viele andere Operationsmethoden

Jede dieser Operationen kann ein oder mehrere Wirbelsegmente betreffen.

Auch die operativen Zugangswege sind von Fall zu Fall verschieden (großer Schnitt, kleiner Schnitt mit OP-Mikroskop, endoskopisch mit Kamera usw.). Dabei werden unterschiedliche Teile der Wirbelsäule entfernt bzw. stabilisiert. Dafür werden die verschiedensten Materialen implantiert, welche unterschiedliche Einheilungszeiten haben, sodass sie unterschiedlich schnell belastbar sind.

Das allein zeigt schon, dass bei jedem Operationsverfahren viele Faktoren zu beachten sind, bevor eine spezifische, auf die Operationstechnik und die Krankheit abgestimmte Übungsbehandlung begonnen werden kann. Deshalb entscheidet der Operateur im Einzelfall nach den o. a. Kriterien, wie, wann und welche Übungen nach der OP ausgeführt werden dürfen.

Komplikationen nach Spritzen oder nach einer Operation der Wirbelsäule

Allgemeine Risiken

Bei jeder Operation können durch Narkose, Blutverlust, mangelnde Lungenbelüftung, Thrombosegefahr oder Herzbelastung Komplikationen auftreten oder bestehende Krankheiten verschlimmert werden. Diese Risiken werden durch eine gründliche Untersuchung vor der Operation erfasst und berücksichtigt.

Schmerzen nach der Operation

Der postoperative Wundschmerz wird mit Schmerzmitteln (S. 46) behandelt. Gerade aber die starken Schmerzmedikamente (Opiate) führen zu Schwindel, Übelkeit und Obstipation. Daher ist es sinnvoll, wenn Sie am Tag vor der Operation keine schwer verdaulichen Mahlzeiten zu sich nehmen, sondern eher Suppen, Nudeln u. a. leicht resorbierbare Nahrungsmittel. Diese Ernährung sollten Sie 1–2 Tage nach der Operation fortsetzen, um eine Verstopfung, die auch mit schmerzhaftem Pressen verbunden sein könnte, zu vermeiden. Sobald es der Arzt erlaubt, sollten die Schmerzmittel stufenweise reduziert werden; das ist mitunter schon nach einigen Tagen gut möglich.

Postoperative Darmfunktion: Wichtig ist, was hinten rauskommt

Vor einer Operation haben Sie das »Glück«, dass Sie 12 Stunden vorher nichts mehr essen dürfen. Am Tag nach der OP sollten Sie mit leicht verdaulichen Speisen (Suppen, Pudding usw.) beginnen. Denn: Verdauungsstörungen, besonders die Obstipation, sind ein häufiges Übel nach einer Operation. Ursachen sind das längere Liegen, mitunter auch die geringe Flüssigkeits- und Nahrungsaufnahme, häufig aber auch die Irritation der Darmmotilität durch die Operation. Dazu kommen die Nebenwirkungen der Schmerzmittel, insbesondere der Opiate, die den Darm zusätzlich ruhigstellen. Wenn der Darm wieder anfängt zu arbeiten, ist trotzdem oft kein Stuhlgang möglich – meistens, weil der Stuhl im Enddarm eingetrocknet und hart ist. Man sollte daher von zwei Seiten die Verdauung wieder in Gang bekommen: Erstens durch Medikamente bzw. Quellmittel, die Sie oral einnehmen, und zweitens durch Klistiere, die Flüssigkeit und Quellmittel von hinten in den Enddarm bringen. Verständlicherweise sind die Pflegekräfte nicht darauf erpicht, derartige Hilfen anzuwenden. Diese Tätigkeit können Sie aber problemlos selbst in die Hand nehmen, indem Sie kleine Tuben mit entsprechender Flüssigkeit (z.B.: Microklyst, Microlax u.a.) mit etwas Salbe (z.B. Bepanthen u.a.) eigenhändig von hinten einführen. Das Quellmittel sollte dann mindestens 10 Minuten im Allerwertesten verbleiben, bis die Blockade aufgeweicht ist.

Um den Darm insgesamt wieder in Gang zu bringen, sind auch Kolonmassagen und die viszeralen Therapien der Osteopathie sehr hilfreich.

Hämatome

Im Spinalkanal verlaufen viele kleine Venen, die zu einem stärkeren Bluterguss (Hämatom) im Spinalkanal führen können, vor allem, wenn Gerinnungsstörungen vorliegen oder blutverdünnende Medikamente eingenommen werden. Ist dieses Hämatom sehr ausgeprägt, kann es zusätzlich auch wieder die Nerven komprimieren.

Infektion

Selten (etwa bei 1 % der Patienten) können durch Spritzen oder durch eine Operation der Wirbelsäule Bakterien in die Nähe der Wirbelsäule kommen. Symptome einer derartigen Entzündung sind zunehmende Schmerzen, vermehrtes Sekret aus der Wunde, Anstieg der Entzündungswerte im Blut und sogar erhöhte Körpertemperatur mit nächtlichem Schwitzen. Dann ist die Einnahme von Antibiotika für mehrere Wochen notwendig. Konnten multiresistente Keime in den Körper gelangen, werden meist mehrere Antibiotika gleichzeitig nötig sein. Bildet sich viel Eiter im Bereich der Wirbelsäule (Abszess), muss auch eine operative Entlastung durchgeführt werden. Manchmal werden dann auch Antibiotika-Ketten in die Wunde eingelegt.

Andere, sehr seltene Komplikationen

Sehr selten kann es bei einer Operation zu einer Verletzung der Nerven oder des Rückenmarks kommen. Manchmal entsteht während der Operation ein kleines Loch in den Rückenmarkshäuten, sodass Rückenmarksflüssigkeit (Liquor) in den Spinalkanal fließt. Ein derartiges »Leck« verschließt sich nach einigen Tagen meist wieder von selbst. Manchmal kann aus der Wunde der Liquor als helle, wasserklare Flüssigkeit austreten. In diesem Fall müssen Sie sich sofort in die Klinik begeben, denn ein derartiges großes Leck muss in einer erneuten Operation verschlossen werden. Bei Operationen an der Halswirbelsäule können sehr selten Verletzungen der großen Halsgefäße, der Speiseröhre und Luftröhre auftreten.

Wenn nach der Operation die Schmerzen zunehmen

Meistens tritt schon direkt nach einer Operation eine Besserung der Beschwerden auf. Kommt es nach einigen Tagen bzw. Wochen aber wieder zu einer Verschlechterung der Beschwerden, können unter anderem folgende Ursachen dafür verantwortlich sein:

häufig:

- Schmerzen in der Operationswunde, vorwiegend im Bereich der operierten bzw. durchtrennten Rückenmuskulatur
- asymmetrische Überlastung der Wirbelsäule, bedingt durch eine schmerzbedingte (skoliotische) Fehlhaltung
- Verspannungen der Rückenmuskulatur, vor allem durch langes Stehen, Gehen oder Sitzen
- weiter bestehende Reizung und Entzündungsreaktion eines anhaltend komprimierten Nervs

selten:

- stärkerer Bluterguss (Hämatom) im Spinalkanal, vor allem bei Gerinnungsstörungen oder bei Einnahme von blutverdünnenden Medikamenten
- Infektion der Wunde mit Bakterien, Eiterung
- Verletzung der Rückenmarkshäute während der OP (Liquorausfluss)
- erneutes Vorwölben oder Herauspressen des noch im Faserring verbliebenen restlichen Gallertkerns
- postoperativ zunehmende Instabilität des operierten Wirbelsegmentes nach Entfernung von Bändern, Knochen und/oder Bandscheibenanteilen
- Lockerung von eingebrachtem Material (Metallschrauben, Platten, Prothesen)

Eine Zunahme der Schmerzen im Verlauf der Heilung kann auf eine Fehlbelastung oder auf eine andere Komplikation hinweisen.

Die ungestörte Heilung

Nach einer Operation bedarf es besonderer Vorsicht, damit Heilung und Narbenbildung ungestört verlaufen.

Gerade in der ersten postoperativen Phase stehen die Wundheilung, die Schmerzprophylaxe, die Regelung der Verdauung und die vorsichtige Mobilisierung unter Vermeidung von Fehlbewegungen im Vordergrund.

Übungen, die Sie als Patient selbstständig durchführen dürfen, rücken zunächst in den Hintergrund.

Zudem sind die Nachbehandlungsschemata der Operateure, selbst bei gleichartigen Krankheitsbildern, unterschiedlich: Viele wollen in den ersten Wochen nach einer Operation keine Übungsbehandlung durchführen lassen; einige empfehlen Korsetts (S. 91), andere sind dagegen.

Wundheilung und Wundmanagement

Eine Wirbelsäulenoperation kann sehr blutig sein, weil das Venengeflecht im Spinalkanal blutreich ist. Deshalb wird häufig ein kleiner Schlauch (Redon) in die Wunde eingelegt, damit das Blut abfließen kann. Dieser Schlauch wird 1–2 Tage nach der Operation gezogen,

Achtung

Wunden, die stark Flüssigkeit absondern (sezernieren), sind infektionsgefährdet, weil hier Keime und Bakterien von außen in den Rückenmarkskanal eindringen können.

was unangenehm sein kann, aber nach eigener (mehrfacher) Erfahrung auszuhalten ist. Oft werden Sie auch gebeten, in den ersten Tagen flach auf dem Rücken zu liegen, damit die Blutung etwas komprimiert wird. In dieser Zeit wird der Verband allerdings noch stärker Blut aufsaugen, machen Sie sich keine Sorgen, das ist normal.

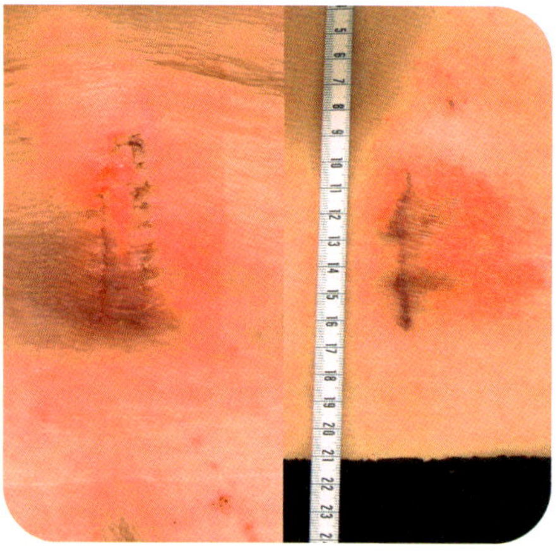

Bilder von typischen Wunden etwa 2–3 Wochen nach einer Rückenoperation. Eine leichte Schwellung und Rötung sind häufig, sollten aber im Heilungsverlauf kontrolliert werden. Dazu gehört das Ausmessen der Ausbreitung des Befundes, evtl. auch das Kontrollieren der Entzündungswerte im Blut (z. B. Blutsenkungsgeschwindigkeit, C-reaktives Protein usw.), mitunter auch eine sonografische Diagnostik einer eventuellen tiefen Flüssigkeitsansammlung. Bei diesen beiden Patienten war die Heilung komplikationslos.

Die Wunde am Rücken bzw. am Hals können Sie nicht selbst versorgen, dies muss bis zur Fäden- bzw. Klammerentfernung von Fachleuten durchgeführt werden. Duschen ist 10–14 Tage lang nur mit einem wasserfesten Pflaster erlaubt. Nach dem Duschen sollten Sie wieder ein luftdurchlässiges Pflaster anbringen, denn unter den meisten Duschpflastern kann sich Sekret ansammeln, das einen Nährboden für Bakterien bildet. Die Gefahr einer Infektion der Wunde, vielleicht sogar auch des Spinalkanals, durch eindringende Bakterien darf man nicht unterschätzen.

Eine reizlose Narbe ist nach 10–14 Tagen sicher geschlossen, sodass die Wundfäden entfernt werden können. Häufig bleibt die Narbe auch danach noch etwas geschwollen, was meist an dem darunter befindlichen Bluterguss liegt. Auch dies ist ein Zeichen, dass Sie sich auch tagsüber 3- bis 4-mal hinlegen und den Rücken schonen sollten.

Achtung

Rötet sich die Haut um die Wunde zunehmend und tritt vermehrt Flüssigkeit (oder sogar Eiter) aus, müssen Sie sich unversehens zum Arzt begeben. Eine Infektion in diesem Gebiet ist eine schwerwiegende Komplikation.

Nervenregeneration

Gefühlsstörungen oder gar Lähmungen, die vor der OP bestanden, sind postoperativ meist noch vorhanden, vielleicht aber schon in geminderter Ausprägung, weil sich der Nerv nun langsam erholen kann. Ein Nerv besteht aus vielen einzelnen Nervenfasern und einer Nervenhülle, die wie bei einem Telefonkabel die Fasern und Bündel umhüllt. Ein starker Druck oder eine andere Verletzung können die Nervenfasern teilweise (Stadium 1) oder ganz (Stadium 2) unterbrechen. In beiden Fällen wachsen glücklicherweise innerhalb der Hüllstruktur die Nervenfasern wieder nach – ähnlich wie die Wurzeln bei einem Baum – und zwar mit einer Geschwindigkeit von etwa 5–8 Millimetern pro Woche. Damit können Sie ausrechnen, wann das Gefühl im großen Zeh zurückkommt, wenn in der Lendenwirbelsäule ein Nerv operativ befreit wurde: erst nach vielen Monaten. Die Nervenregeneration kann bis zu 2 Jahre dauern.

Ist auch die Hüllstruktur des Nervs komplett zerrissen (Stadium 3), kann die Regeneration auch ganz verhindert sein.

Auch zu langes Abwarten über viele Wochen kann in den Schädigungsstadien 1 und 2 die Nervenregenration hemmen.

Nervenaktivierung mit elektrischem Strom

Bei einer Elektro-Myo-Stimulation (EMS) des Muskels führen schwache Stromimpulse von Elektroden, die auf der Haut liegen, zu einer Kontraktion des Muskels. Dies macht man sich bei Lähmungen bzw. Teillähmungen eines Muskels zunutze, um einen Muskel trotz fehlender Nervenversorgung (etwa bei einem geschädigten Nerven im Rückenbereich) zu trainieren.

Zwar regeneriert sich der Nerv oft nach vielen Wochen und gewinnt seine Funktion zurück, in der Zwischenzeit ist aber der untätige Muskel dünn geworden (atrophiert) und die Synapsen (Verbindungen vom Nerv zum Muskel) sind verschwunden. Der nach einigen Monaten wieder funktionsfähige Nerv trifft dann auf einen ausgeprägten Muskelabbau mit Umwandlung in Fettzellen. Dann kann auch ein komplett geheilter Nerv die Muskelfunktion nicht wiederherstellen, denn Fettzellen wandeln sich nicht mehr in Muskeln zurück. Daher sollte so früh wie möglich mit der täglichen Elektro-Myo-Stimulation (EMS) begonnen werden.

Aber auch bei einer intakten Muskel-Nerven-Einheit kann ein äußerer Stromimpuls die Wirkung eines gleichzeitigen Krafttrainings verstärken.

Tipp

Die Elektro-Myo-Stimulation (EMS) des Muskels ist eine wichtige regelmäßige Therapie für die Nervenregeneration bei Lähmungen oder Teillähmungen eines Muskels.

Diese schwachen Muskelströme der EMS kribbeln etwas auf der Haut, sie sind aber nur dann wirksam, wenn sich der darunter liegende Muskel sichtbar kontrahiert. Dazu muss die Stromstärke so weit erhöht werden, wie Sie es von Seiten der Haut tolerieren. Bei gelähmten oder teilgelähmten Muskeln sollte man die Intensität anfangs nicht zu hoch wählen, da sonst die Muskelfasern überlastet werden könnten. Ist der Muskel einige Tage damit trainiert, ist eine Steigerung der Stromstärke sinnvoll.

Die Position der Elektroden auf der Haut kann immer wieder variiert werden, da der Strom nur die dazwischenliegenden Muskelfasern erreicht. Die Anlage der Elektroden direkt über einem großen Nerv oder Blutgefäß sollte vermieden werden.

Bei Teillähmungen kann man auch eine EMG-getriggerte Muskelstimulation anwenden. Die Elektroden für den Muskel werden dabei wie üblich auf der Haut angebracht. Nun müssen Sie mit aller Willenskraft versuchen, diesen Muskel willkürlich zu bewegen. Sobald sich der Muskel ein bisschen bewegt, wird der Stromimpuls vom EMS-Gerät ausgelöst. Dieses Verfahren hat den Vorteil, dass auch der zugehörige Nerv angesprochen (innerviert bzw. trainiert) wird.

Derartige EMS-Therapien werden von Physiotherapeuten angeboten. Es ist aber durchaus sinnvoll, wenn Sie sich ein entsprechendes EMS-Gerät selbst anschaffen, um damit täglich zu Hause zu trainieren. Ein zweimaliges Training pro Tag über 15–30 Minuten, mit wechselnden Anlagen der Elektroden, ist dabei sinnvoll. Nur bei komplett gelähmten Muskeln sollten Sie die Trainingshäufigkeit anfangs geringer wählen, um sie nicht zu überlasten.

Knochenheilung

Bei Knochenbrüchen der Wirbelkörper dauert es mindestens 8–12 Wochen, bis der Knochen verheilt ist. Bei komplizierten Brüchen mit vielen Bruchstücken oder bei ständiger Bewegung und Instabilität im Frakturbereich oder bei schlechter Durchblutung kann dies länger dauern. Auch nach Verschraubung und Einbringen von Knochenspänen zur Stabilisierung eines Wirbelsegments sollten Sie mit einer langen Einheilungszeit rechnen.

Wenn dagegen bei osteoporotischen Knochenbrüchen der Wirbelkörper mit Knochenzement ausgefüllt ist, kann dieses Segment eigentlich schon nach 15 Minuten belastet werden. Dann ist der Knochenzement fest. Jedoch entscheidet auch hier Ihr Arzt, wann und wie stark Sie das operierte Wirbelsegment belasten dürfen.

Heilung nach Operation einer Spinalkanalstenose

Eigentlich kann die Wirbelsäule nach der Operation einer spinalen Stenose bald wieder belastet werden. Es ist davon abhängig, wie viel Gewebe vom Knochen, von den Bändern oder anderen Strukturen entfernt wurde.

Weitere Heilungsvorgänge an der Wirbelsäule

Die Heilung nach Verödung der kleinen Wirbelgelenke ist schon nach wenigen Tagen vorangeschritten. Werden die Gelenkschleimhäute der kleinen Wirbelgelenke mit Thermosonden, Radiofrequenz oder anderen endoskopischen Verfahren behandelt (bzw. verödet), oder werden kleine Knochenvorsprünge an den Dorn- oder Querfortsätzen entfernt, ist nach der Wundheilung keine besondere Maßnahme erforderlich.

Heilung des Faserrings nach einem Prolaps

Bei einem Bandscheibenprolaps wird zwar der vorgefallene Teil des Gallertkernes operativ entfernt – oder er trocknet bei konservativer Behandlung ein -, aber der Rest des Gallertkernes bleibt innerhalb des Faserringes zurück. Der Riss im degenerativen Faserring muss – mit oder ohne Operation – von selbst heilen: Es wachsen Blutgefäße in den Faserring ein, und eine leichte »Entzündungsreaktion« sorgt für den Abbau von Zelltrümmern und anschließend für den Aufbau von neuen Bindegewebsfasern (Kollagenfasern). Da der Stoffwechsel der Bandscheiben aber sehr langsam (bradytroph) ist, dauert dieser Vorgang viele Wochen und Monate. Daher ist nach einem Prolaps oder einer Bandscheibenoperation eine besondere Vorsicht vor zu früher starker Belastung angesagt: Innerhalb des Faserringes befindet sich meist noch genügend Gallertkern, der bei einer starken Belastung erneut durch den noch nicht ganz geheilten Riss herausspringen könnte. Dann würde die ganze Prozedur von vorne losgehen. So betrug bei Patienten nach einer Bandscheibenoperation die Rate an symptomatischen Rezidiven (erneuten Bandscheibenvorfällen) nach 12 Monaten 9,1 % und nach 24 Monaten 18,2 %.[11] Das heißt, etwa 10–20 % der Patienten erleiden einen erneuten Bandscheibenvorfall in dieser Bandscheibe.

Bis die Narbe des Faserrings auch größere Drücke aushalten kann, vergehen mindestens 3–6 Monate. In dieser Zeit sollten Sie stärkere Belastungen der Bandscheibe unbedingt vermeiden. Hierzu zählen vor allem Bücken, Heben und Tragen von Gegenständen über 10 Kilogramm und auch längeres Sitzen und lange Autofahrten. Schon das Körpergewicht allein, in Verbindung mit einer ungünstigen Bewegung, kann erneut Teile der vorgeschädigten Bandscheibe abreißen oder die Gallertmasse durch das noch in Abheilung begriffene Loch des Faserringes pressen.

Bandverletzungen, die meist an der Halswirbelsäule eintreten, benötigen einige Wochen der Ruhigstellung bzw. Immobilisierung, bis sie wieder geheilt sind. Werden Operationen am Wirbelknochen vorgenommen (z. B. bei Verschraubung und Verplattung von Knochenbrüchen oder bei einer anderen Stabilisierung von Wirbelsegmenten durch Metall und Knochenspäne usw.), dauert das Einheilen des Materials in den Knochen 8–12 Wochen. Sind noch kompliziertere Wirbelsäulenoperationen notwendig (Bandscheibenprothesen, Wirbelkörperersatz, Operationen durch den Bauchraum oder am Hals), verlängert sich die Heilungsphase.

Richtiges Verhalten nach einer Rückenoperation

Nach einer Operation ist es möglich, ein sicheres und rückenschonendes Therapieprogramm durchzuführen. Die Trainingsvorgaben beschleunigen den Heilungsverlauf zwar nicht, sichern aber gegen Rückschläge ab und wirken präventiv gegen erneute Rückenbeschwerden.

In den ersten Tagen nach der Operation wird, je nach Größe des chirurgischen Eingriffs, das Liegen die Hauptposition sein, weil dabei die Wirbelsegmente und Bandscheiben entlastet sind (S. 47). Meist wird der Operateur Ihnen die Rückenlage empfehlen, auch weil dadurch eine gewisse Kompression auf die Wunde entsteht und eine eventuelle Nachblutung gestoppt werden kann. Die Beine können dabei immer wieder aufgestellt und das Kopfteil etwas höhergestellt werden. Auch die Seitlage ist möglich, die Bauchlage sollten Sie aber vermeiden. Drehbewegungen, eine starke Vor- und Rückneigung sollten Sie ebenfalls unterlassen. Der Physiotherapeut wird Ihnen alsbald Hinweise auf Übungen, die Sie in Rückenlage durchführen können, geben (vgl. »Übungen beim akuten Rückenschmerz«, S. 110). Diese Anspannungsübungen der Rumpf- und Beinmuskulatur, das vielfache An- und Entspannen der Wadenmuskulatur und andere Übungen sind das tägliche Brot der ersten Tage. Sie belasten die Wirbelsäule nicht, regen aber die Innervation der Muskulatur an, bringen das Kreislaufsystem in Schwung und reduzieren das Risiko einer Thrombose (Blutgerinnsel in den Beinen).

Ein wichtiger Grundsatz bei allen Bewegungen: Die Wirbelsäule sollte möglichst wenig bewegt werden. Denken Sie dabei an den »Pinocchio-Effekt« (S. 52).

Frühe Übungsbehandlung

Die Therapeuten werden spätestens am Tag nach der OP mit Übungen im Liegen beginnen:

- Um die Lage im Bett selbst zu korrigieren: In Rückenlage ziehen Sie die Beine auf der Unterlage an, legen dann die Unterarme auf und drücken diese auf die Unterlage. Anschließend heben Sie das Gesäß etwas zur Seite an oder ziehen es nach oben. Schultern und Kopf führen Sie nach.
- Drehen im Bett: In der Rückenlage winkeln Sie ein Bein an und legen den gegenüberliegenden Arm annähernd gestreckt nach oben an den Kopf. Nun führen Sie den Arm auf der Seite des angewinkelten Beines zur anderen Körperseite und unterstützen die Körperdrehung im Liegen mit Druck des angewinkelten Beines.
- Schon wenige Stunden nach der Operation können Sie mit vorsichtigen Anspannungsübungen für die Rumpfmuskulatur beginnen. Beispiele für diese Übungen finden Sie im Kapitel »Übungen beim akuten Rückenschmerz« (S. 110) bzw. in der Heilungsphase nach Operationen. Diese Übungen sollten aber zunächst nur unter therapeutischer Anleitung erfolgen.

Rückengerechtes Aufstehen und Hinlegen

Das Aufstehen (und in umgekehrter Reihenfolge auch das Hinlegen) geschieht über die Seitlage: Beugen Sie zunächst Ihre Beine an. ❶ Mit dem oberen Arm drücken Sie sich von der Matratze oder Bettkante ab. Stützen Sie sich dann mit dem unten liegenden Ellbogen auf und drücken Sie sich nach oben, wobei sich Ihr unterer Arm langsam streckt und Sie Ihr Gewicht auch auf die Hand abgeben können. ❷ Gleichzeitig mit dieser Bewegung lassen Sie Ihren Unterschenkel aus dem Bett hängen. ❸

Stehen und Gehen

Das erste Stehen und Gehen nach der OP am selben – oder spätestens am nächsten – Tag ist wichtig, um das Thromboserisiko zu senken und den Kreislauf zu trainieren. Es sollte in rückengerechter Haltung – also in Seitlage liegend mit geradem Rücken und mithilfe der Arme aufrichtend – mit einer Hilfsperson geschehen, weil durch den Blutdruckabfall und den Blutverlust oft noch Mattigkeit, Gangunsicherheit oder Schwindel auftreten können.

Gehen, Stehen und Sitzen ist kurzzeitig möglich, Sie sollten es anfangs aber auch nicht übertreiben.

1

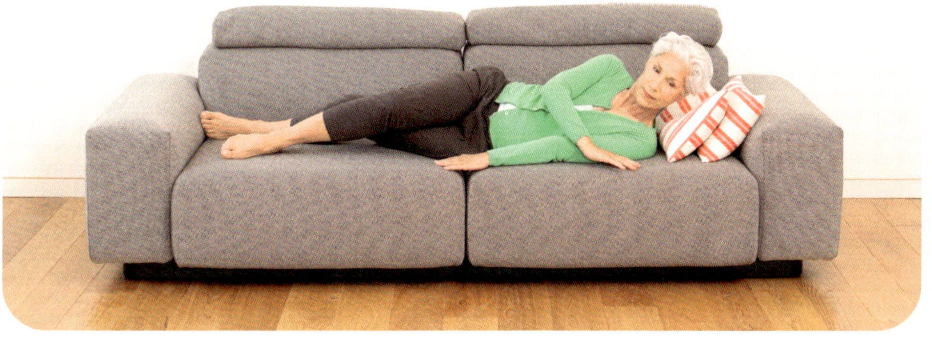

2

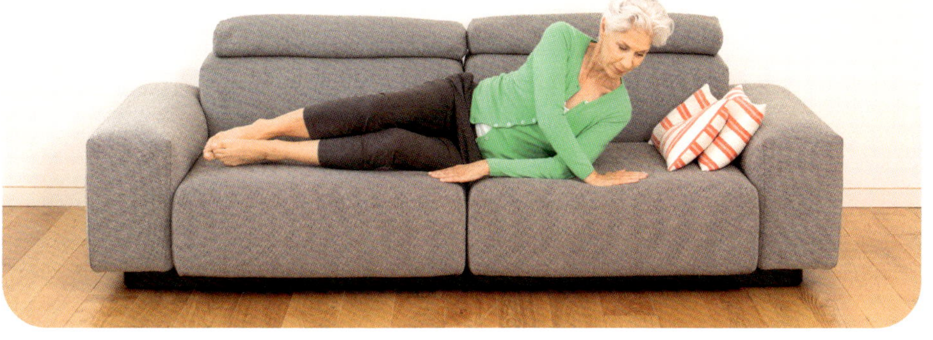

3

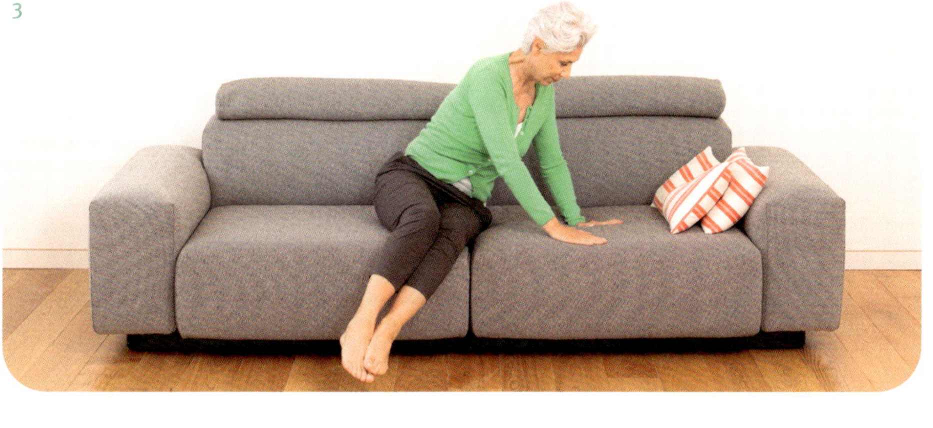

Wie lange Medikamente bzw. Spritzen gegen die Thrombosegefahr eingenommen werden müssen, wird der Arzt festlegen. Erfahrungsgemäß sollten aber gerade Patienten mit einer noch verbliebenen Fußsenkerschwäche längere Zeit die Mittel gegen Thrombose einnehmen, weil bei ihnen die Wadenpumpe nicht funktioniert. Es sind deswegen auch schon 2–3 Wochen nach einer Operation Thrombosen aufgetreten.

Hilfsmittel

Halskrause, Bandage, Mieder oder Korsett: Je nach Operationsmethode kann auch das Tragen einer äußeren Stabilisierung zur Sicherung der Heilung für einige Wochen notwendig sein. Ein Korsett kann beispielsweise nach einer osteoporotischen Fraktur die aufrechte Haltung gewährleisten, bis der Wirbelknochen wieder in der richtigen Position geheilt ist. Ein derartiges Korsett stützt und entlastet auch die Lendenwirbelsäule nach Operationen oder im akuten Schmerzstadium. Es ist wichtig, dass es exakt auf die Körpermaße der Patienten angepasst wird. Das Korsett sollte auch gut auf die Beckenkämme moduliert sein, weil es von da aus die Wirbelsäule stabilisiert. Viele Patienten empfinden im Korsett eine Schmerzlinderung beim Gehen und Stehen.

Ein gut angepasstes und festes Korsett stabilisiert die Wirbelsäule und lindert die Schmerzen. Der zusätzliche Bügel über der Brust ist nur notwendig, weil bei diesem Beispiel der erste Lendenwirbel operiert wurde.

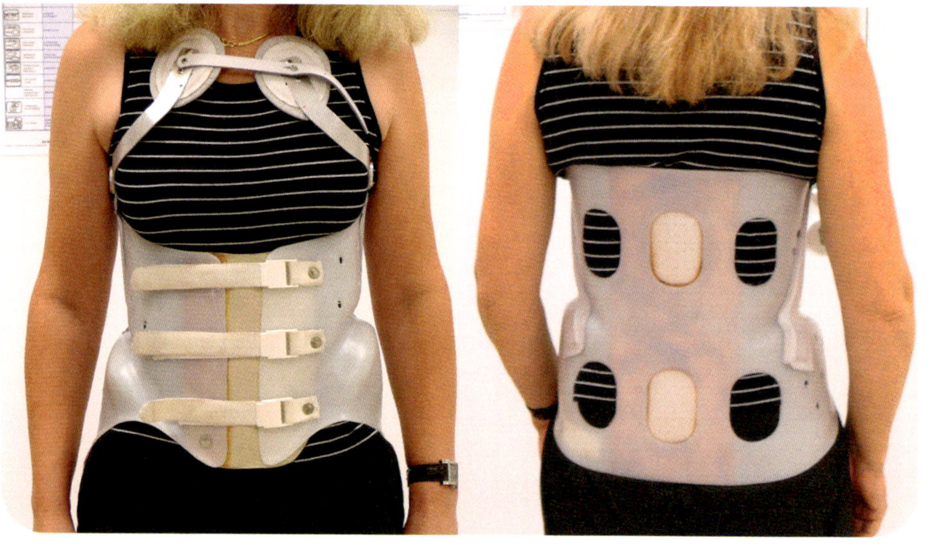

Ein Korsett sollte nur stundenweise für einige Wochen getragen werden, um einen Muskelschwund zu vermeiden. Später kann es aber auch bei körperlicher Arbeit oder sogar beim Sport immer wieder als Schutz für den Rücken angezogen werden.

Ein sogenanntes Lumbalmieder, welches nur aus weichem Stoff besteht, hat dagegen keine stabilisierende Funktion.

Das richtige Anlegen und Ausziehen dieser Hilfsmittel sollten Sie zu Beginn mit der Pflegekraft bzw. in der Therapie üben.

Während die meisten Patienten mit einem Wirbelgleiten oder einer spinalen Stenose beim Tragen eines Korsetts mit Beckenabstützung Linderung empfinden, hilft es beim chronischen Rückenschmerz eher weniger.

Ähnlich wie ein Korsett stabilisiert und entlastet auch eine Halskrause (S. 42) die Halswirbelsegmente. Bei akuten Schmerzen ist diese Ruhigstellung sehr empfehlenswert, bei Verletzungen der Halswirbelsäule kann sie sogar viele Wochen eingesetzt werden. Die Krause bzw. der Kragen soll angenehm zu tragen sein (und keine Scheuerstellen am Kinn oder Hinterkopf verursachen), und das Schlucken soll gut möglich sein.

Die Entwöhnung von einem solchen Kragen sollte nach langem Tragen (z. B. nach einer OP oder Verletzung) schrittweise erfolgen, bis die Halsmuskeln ihre normale, stabilisierende Aktivität wieder aufgenommen haben. Nachts können Sie später noch eine Nackenschale verwenden.

Gehstützen, Gehwagen und Rollator: Wenn eine Nervenlähmung nach der Operation noch nicht ganz abgeklungen ist, sollten beim Gehen Gehstützen oder ein Rollator verwendet werden. Das gilt auch für Gangunsicherheiten und Schwindelgefühle. Gerade mit diesen Hilfsmitteln können Sie gut lernen, beim Gehen eine aufrechte Haltung einzunehmen. Außerdem wird die Wirbelsäule damit etwas entlastet.

Bei einer Fußheberlähmung ist eine Fußheberorthese notwendig, damit Sie mit dem gelähmten Fuß nicht an kleinen Bodenunebenheiten hängen bleiben und stürzen.

Achtung

Nach einer Operation an der Lendenwirbelsäule sollten Sie sich nach dem Sitzen, Stehen oder Gehen immer wieder für etwa eine halbe Stunde hinlegen. Das entlastet die Wirbelsäule.

Die ersten Wochen nach einer Operation der Lendenwirbelsäule

Um die Heilung nach einer Operation nicht zu stören, darf die Wirbelsäule in den ersten 3–4 Wochen nicht stärker belastet werden. Heben und Tragen von Lasten sollten Sie unbedingt vermeiden. Spazieren gehen ist aber einige Tage nach der Operation erlaubt. Hilfreich sind hier Schuhe mit gepolstertem Absatz. Eine länger anhaltende monotone Körperposition (langes Sitzen oder Stehen) und auch längere, ununterbrochene Gehstrecken über mehr als 20–30 Minuten müssen allerdings ebenfalls vermieden werden. Wenn Sie aber immer wieder Pausen einlegen, können Sie auch das nach und nach ausprobieren.

In den ersten 3 Wochen dürfen unter physiotherapeutischer Anleitung nur stabilisierende, leichte Übungen durchgeführt werden (vgl. »Übungen beim akuten Rückenschmerz«, S. 110). Dabei sollten Sie mit Ihrem Therapeuten auch die schmerzfreie Lagerung und Neutralposition, den Lagewechsel, das rückenschonende Aufstehen, Gehen, Heben, Tragen und Verhalten im Alltag üben. Hilfsmittel wie Gehstützen, Rollator, Einkaufs-Trolly etc. können beim Gehen und Einkaufen die Wirbelsäule entlasten. Eventuell kann das An- und Ablegen eines Korsetts erlernt werden. Auch eine intensive Schmerztherapie kann noch erforderlich sein.

Bei schweren Wirbelsäuleneingriffen (z. B. mit neurologischen Defiziten, Metallimplantaten, Versteifungsoperationen, Infektionen, Bänderrissen etc.) verlängert sich das Heilungsstadium auf 5–12 Wochen. Vor allem nach einer operativen Versteifung oder Stabilisierung der Wirbelsäule müssen Sie darauf achten, dass das operierte Wirbelsegment nicht bewegt wird. Anfangs müssen Sie bestimmte Rumpfbewegungen wie Drehungen, Vor- und Rückneigen und starke Seitneigungen des Oberkörpers – bzw. des Kopfes bei Halswirbelsäulenoperationen – vermeiden. Erst nach der Heilung können diese Bewegungen wieder ausgeführt werden. Auch ein Korsett kann hier hilfreich sein.

Dosierter Belastungsaufbau nach einer Operation

Nach einer unkomplizierten Rückenoperation (z. B. Wirbelgelenksverödungen) kann schon nach 3–4 Wochen mit dem vorsichtigen Belastungsaufbau begonnen werden. Bei den meisten anderen Wirbelsäulenoperationen beginnt dieses Stadium erst ab der 7. und dauert bis zur 12. Woche. Lasten von bis zu 5 Kilogramm sollten Sie nur körpernah anheben und das Gewicht beim Tragen auf beide Arme verteilen. Eine wirbelsäulenschonende Haltung (Neutralposition) und Lagerung bildet die Grundlage für die Übungsbehandlung. Schmerzverstärkende Bewegungen oder Belastung sollten Sie vermeiden.

Richtiges Verhalten nach einer HWS-Operation

Die Halswirbelsäule muss lediglich das Kopfgewicht (etwa 5 Kilogramm) tragen und ist im Gegensatz zur Lendenwirbelsäule viel weniger belastet, weswegen die postoperativen Einschränkungen geringer sind. Daher gibt es keine Begrenzung für das Sitzen und Gehen, sofern Sie dabei keine Schmerzen verspüren. Allerdings wird nach einer Operation fast immer das Bewegungsausmaß der Halswirbelsäule für einige Wochen limitiert, um eine ungestörte Heilung zu gewährleisten. Die Drehbewegungen des Kopfes sollten in dieser Zeit nur aus der Brustwirbelsäule, sozusagen »en bloc« mit den Schultern erfolgen.

Bei schweren Erkrankungen der Halswirbelsäule kann der Heilungsprozess aber auch länger dauern (Abbildung S. 42).

Kopfbewegungen gegen starken Widerstand sollten Sie in dieser Zeit vermeiden, ebenso das maximale Vor- oder Rückneigen der Halswirbelsäule. Für die Nacht ist ein spezielles Kissen sinnvoll, das Sie schon vor der Operation aus- bzw. anprobieren sollten. Stärkere Verspannung der Halsmuskulatur sind in den ersten Wochen nach einer derartigen Operation häufig. Hier helfen Wärme, Hinlegen, eventuell auch Schmerztabletten und eine Halskrause (S. 42.) Massagen oder manuelle Therapie (insbesondere das »Einrenken«) dürfen in dieser Zeit nicht durchgeführt werden.

Alltagsbewältigung nach einer Rücken-OP

»Der bessere Teil der Tapferkeit ist die Vorsicht« (William Shakespeare). Dieses Zitat gilt besonders für die Alltagsbewältigung nach einer Operation.

Der Arzt (bzw. Operateur) ist das Maß aller Dinge. Der Operateur setzt nach der Operation genau fest, wie lange eine bestimmte Rückenschonung, eine Einschränkung des Bewegungsausmaßes und das Tragen einer stabilisierenden Orthese notwendig sind. Zudem wird er definieren, welche Bewegungen oder Belastungen Sie unbedingt vermeiden sollten. Diese Vorgaben dienen als Grundlage für die weitere postoperative Behandlung. Wenn Sie diese Vorgaben des Operateurs nicht einhalten und die Lendenwirbelsäule zu früh belasten und mobilisieren, kann es zu schweren Rückschlägen kommen. Haben Sie also bitte Geduld und geben Sie Ihrem Körper Zeit zur Genesung.

Vorbereitungen für den Alltag

Heben und Bücken sind einige Zeit nach der Operation eingeschränkt. Daher ist es sinnvoll, wenn Sie Ihre Lebensmittelvorräte vor der OP auffüllen und alles zu Hause haben, was Sie in den kommenden Wochen brauchen könnten. Vielleicht sollten Sie sich auch ein höheres Sofa, oder wenigstens höhere Stühle anschaffen, auf denen Sie bequem und rückenschonend sitzen können. Auch ist es sinnvoll, in der Dusche und in der Küche im Sanitärbereich Haltegriffe anzubringen, an denen Sie sich festhalten können. Platzieren Sie alle Geräte, die Sie häufig nutzen, so, dass Sie sich nicht bücken oder zu sehr strecken müssen. Autofahrten sollten Sie nach einer Rücken-OP für 3–4 Wochen unterlassen, nach einer Halswirbel-OP verzichten Sie wegen der eingeschränkten Kopfdrehung bitte noch länger auf das Autofahren.

Belastung der Wirbelsäule bei Alltagsbewegungen

Die Kompressionsbelastung auf das Lendenwirbelsegment LW 3/4 liegt beim Stehen bei etwa 100 Kilopond und bei alltäglichen Tätigkeiten bei 300–400 Kilopond. Beim Vorneigen, noch schlimmer beim Heben von Lasten, steigt diese Belastung weiter an (Tabelle S. 96). Im Liegen reduziert sich diese Belastung auf 30 Kilopond.[12] Daher sollte nach einer Operation und im akuten Schmerzstadium die Belastung der Wirbelsäule möglichst niedrig bleiben.

Anlehnen, Abstützen, Festhalten

Sobald Sie das senkrecht einwirkende Gewicht des Oberkörpers reduzieren, indem Sie sich irgendwo festhalten oder abstützen, sinkt die Bandscheibenkompression deutlich. Beispielsweise kann das Aufstehen vom Sitzen rückenschonend durch Einsatz der Arme erfolgen, mit denen Sie sich an den Armlehnen – oder auch an den eigenen Oberschenkeln – abstützen sollten.

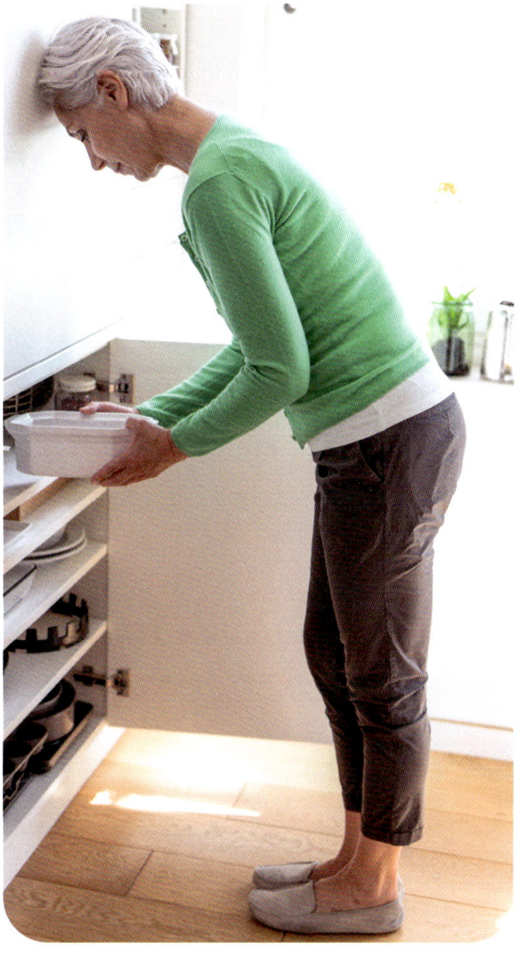

Versuchen Sie, Ihr Oberkörpergewicht durch Abstützen mit den Armen – oder wie hier auch durch Gegenlehnen mit dem Kopf an den Schrank – zu verringern. Dadurch können Sie vor allem beim Vorbeugen den Druck auf die Wirbelsäule reduzieren.

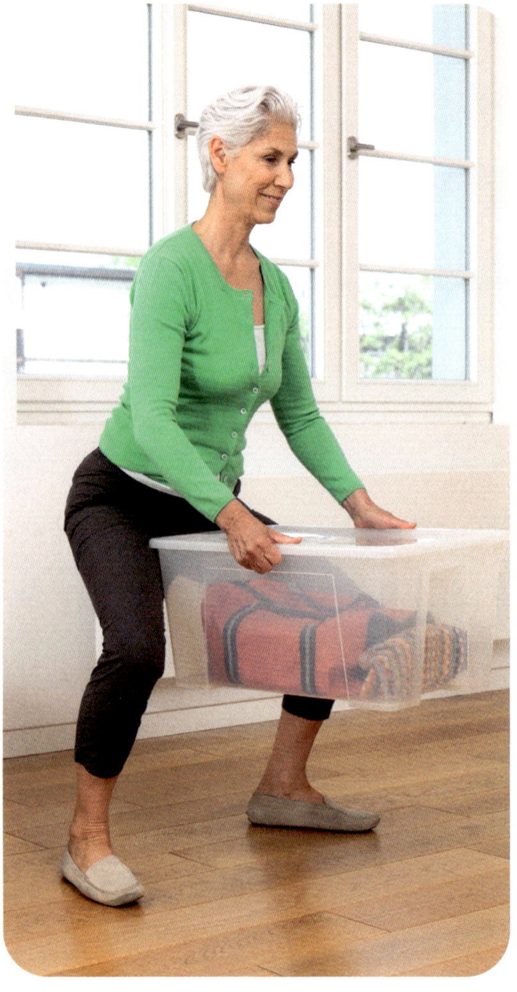

Das Anheben von Lasten ist für die Lendenwirbelsäule belastend. Wenn es gar nicht zu vermeiden ist, sollten Sie die Rumpfmuskeln dabei anspannen, den Rücken gerade halten und die Last aus den Knien anheben. Einhändiges Anheben: Sehr hilfreich ist es, wenn Sie sich mit der freien Hand irgendwo abstützen.

Im Alltag sollten Sie auch auf die Entlastung des Rückens achten. Achten Sie darauf, dass Sie nicht zu lange in ein und derselben Körperhaltung verharren, sondern wechseln Sie, wenn möglich, alle halbe Stunde Ihre Sitz- oder Liegeposition.

Verschiedene Wissenschaftler und Orthopäden haben schon vor etwa 30 Jahren durch Druckmessungen in den Bandscheiben der Lendenwirbelsäule gemessen, welche Haltungen und Tätigkeiten die Wirbelsegmente belasten – oder auch entlasten (Tabelle S. 96 und Abbildung S. 98).

Anheben von Lasten

Wenn Sie einen Gegenstand vom Boden aufheben möchten, sollten Sie in den ersten Wochen nach einer Operation eine Greifzange benutzen.

Erst wenn die Heilung vorangeschritten ist, dürfen Sie sich nach vorn beugen bzw. bücken: Achten Sie dabei darauf, dass Sie den Oberkörper nicht zu sehr nach vorn neigen und stützen Sie sich mit der freien Hand an einem Möbelstück, an der Wand oder Ihrem Knie ab. Eine angespannte Bauch- und Beckenmuskulatur sorgt für mehr Stabilität im gesamten Rumpf. Heben Sie den Gegenstand möglichst aus der Hocke heraus an und halten Sie Becken und Rücken dabei gerade. Den Gegenstand so nah wie möglich am Körper halten und dann wieder aufrichten.

Die Druckmessungen der Bandscheiben zeigten geringe (*), mittlere (***) bis extrem hohe (******) Kompressionsbelastung der LWS bei verschiedenen Tätigkeiten.

Das Liegen ist die Position mit der geringsten Wirbelsäulenbelastung. Nur wenig erhöht ist der Bandscheibendruck beim Sitzen mit Lehne, wenn der Oberkörper an die leicht schräge Lehne angelehnt wird (Abbildung S. 98). Alle anderen Sitz-, Stand- oder Gehbewegungen führen zu höherem Druck.[20, 21, 22]

Haltung	Belastung
Liegen Bauchlage	*
Liegen Rückenlage	*
Liegen Seitlage	*
Sitzen mit Lehne, 30° nach hinten geneigt	**
Sitzen aufrecht ohne Lehne	***
Sitzen aufrecht, Zugübungen über Kopf (»Latissimus-Zug«)	**
Gehen mit Achselstützwagen	**
Gehen und Stehen im Wasser, Oberkörper eingetaucht	**
Gehen mit zwei Unterarmgehstützen	**
Gehen mit einer Gehstütze	***
Gehen, frei mit oder ohne Schuhe	***
entspanntes Stehen	**
Stehen, aufrecht	***
Stehen stark vorgebeugt	****
Halten von 20 kg am Körper	***
Heben von 20 kg aus den Knien	*****
Heben von 20 kg mit Rundrücken	******
Joggen	***
treppauf steigen	***
treppab steigen	****

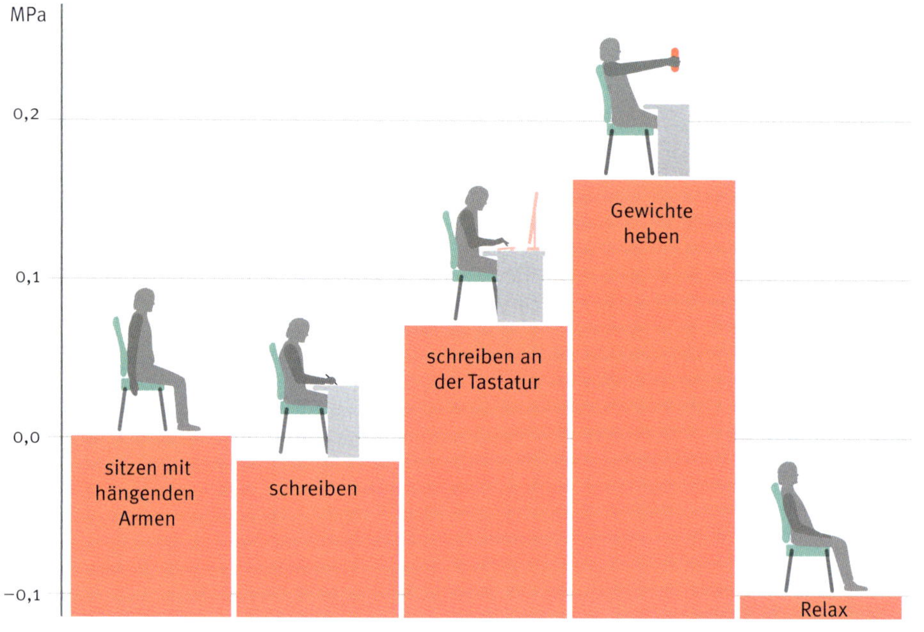

Der gemessene Druck (in MPa = Megapascal) in der Bandscheibe LW 4/5. Das freie, aufrechte Sitzen mit hängenden Armen wurde als Referenzdruck (= 0) definiert, entsprechend 0,47 MPa. Wenn die Arme beim Schreiben auf dem Tisch abgelegt werden, verringert sich der Bandscheibendruck, weil ein Teil des Oberkörpergewichts nun auf dem Tisch liegt. Umgekehrt steigt der Bandscheibendruck beim Anheben der Arme (verstärkt noch beim Halten eines Gewichts) an. Sobald Sie Ihren Rücken hinten an der Rückenlehne anlehnen (»Relax«), sinkt die Belastung der Bandscheibe deutlich. Bei diesen Versuchen wurde auch die Bandscheibenbelastung im Stehen gemessen, die im Vergleich zum Sitzen beträchtlich geringer war.[23]

Stehen

Langes Stehen sollten Sie in den ersten Wochen nach einer Operation vermeiden. Aber auch später kann es erneut zu Beschwerden führen: Bei langem Stehen nimmt die Hohlkreuzbildung zu, da die Bauchmuskulatur ermüdet.

Jedoch kann schon das Wechseln der Schrittstellung die Haltung der Wirbelsäule verändern: Wenn Sie die Möglichkeit haben, ein Bein auf eine kleine Stufe zu stellen, wird die Hohlkreuzbildung reduziert – und damit der Schmerz meist gelindert. Auch das Ablegen der Arme auf einen Stehtisch oder schon das Anlehnen des Oberkörpers an eine Wand verringert die Rückenbelastung.

Ein gut passendes Korsett (S. 90) kann die Beschwerden im Stehen ebenfalls lindern.

Sitzen

Sitzen ist die Hauptbeschäftigung unserer heutigen Lebensweise. Dabei ist das Sitzen für die Wirbelsäule nicht günstig, denn die Belastungen der Wirbelsegmente sind dabei noch höher als beim Stehen.

Vielfach hört man auch heute noch, das rückenschonendste Sitzen wäre das gerade, aufrechte Sitzen. Aber niemand sitzt im Kino, in der Schule oder bei einer längeren Autofahrt ganz gerade und aufrecht. Vielmehr suchen der Körper und der Rücken instinktiv diejenige Position, die die Wirbelsegmente am besten entlastet. Dass diese »Relax-Position« schon vor fast einem halben Jahrhundert durch Druckmessungen der Bandscheiben auch als rückenschonend bestätigt wurde, hat sich im Allgemeinwissen – und leider auch oft in der Physiotherapie – noch nicht durchgesetzt.

Wenn Sie unbedingt frei, also ohne Stuhllehne und/oder Armlehnen, sitzen möchten, dann bitte möglichst gerade und aufrecht: Denn mit Rundrücken ist das freie Sitzen doppelt so belastend wie das Sitzen mit geradem Rücken. Sobald Sie aber die Gelegenheit haben, sollten Sie – zumindest zeitweise – eine der »Relax-Positionen« (S. 100) einnehmen, denn diese sind deutlich entlastender als das aufrechte Sitzen ohne Lehne.

Flegeln ist vorteilhaft

Wenn Sie lange sitzen müssen, sollten Sie Ihre Position häufig wechseln. Dabei ist zudem das sogenannte »Flegeln« besonders rückenschonend und hilfreich, da es das Oberkörpergewicht reduziert und die Wirbelsegmente entlastet:

- Legen Sie Ihre Unterarme auf den Armlehnen oder dem Tisch ab.
- Stützen Sie Ihren Kopf mit aufgestellten Armen in den Händen ab.
- Neigen Sie Ihren Oberkörper an die Rückenlehne zurück.
- Legen Sie auch mal den gesamten Oberkörper auf der Tischplatte ab.

Auch wenn Sie im Büro solche »Relax-Position« vielleicht nur wenige Minuten einnehmen können, so sollten Sie dies immer wieder machen, denn dadurch werden die Bandscheiben entlastet und die Bandscheibenernährung wird verbessert.

Das eigene Muskelkorsett schützt die Wirbelsäule: Wenn der akute Schmerz nachlässt, bzw. wenn eine Operation erfolgreich verlaufen ist und die Heilungsvorgänge vorangeschritten sind, können Sie mit der Kräftigung der Rumpfmuskulatur beginnen. Wenn der Operateur es erlaubt, können Sie schon bald nach der Operation mit Anspannungsübungen im Liegen Ihr Training starten.

» Haltungswechsel mit Entlastung: Das Auflegen der Arme entlastet die Bandscheiben der Lendenwirbelsäule …

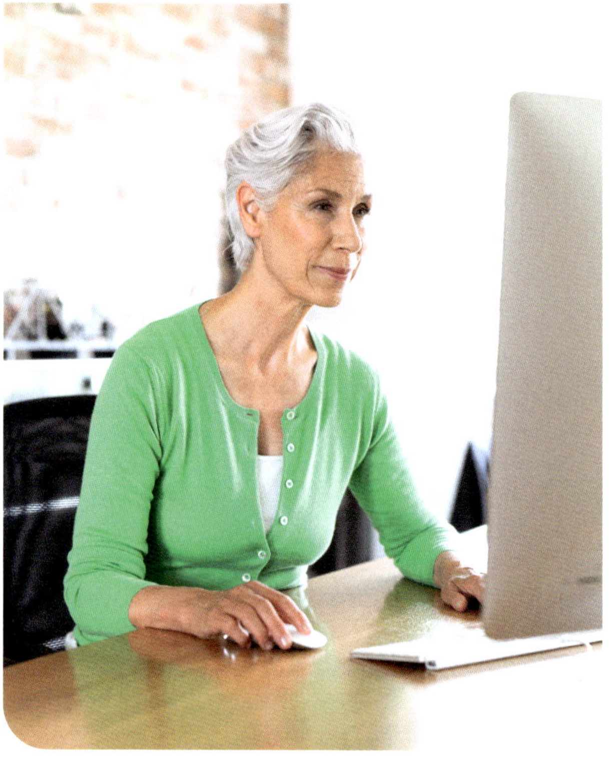

» … das Zurücklehnen entlastet noch mehr.

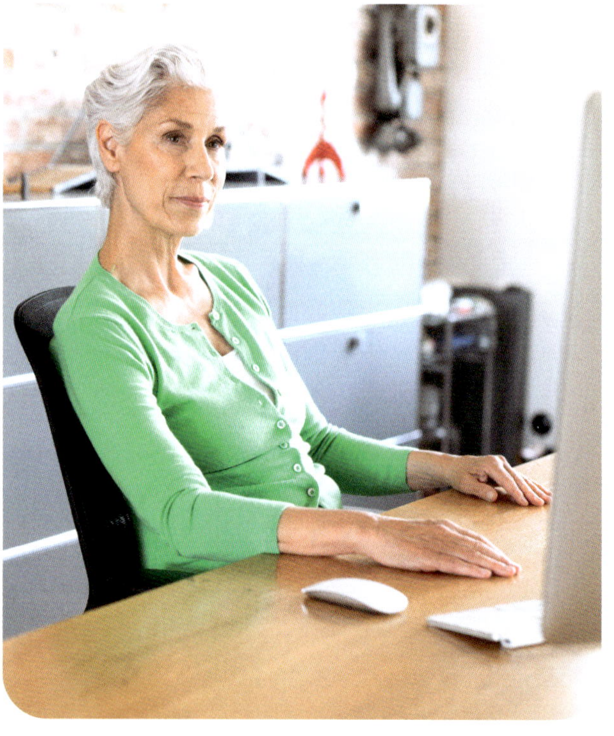

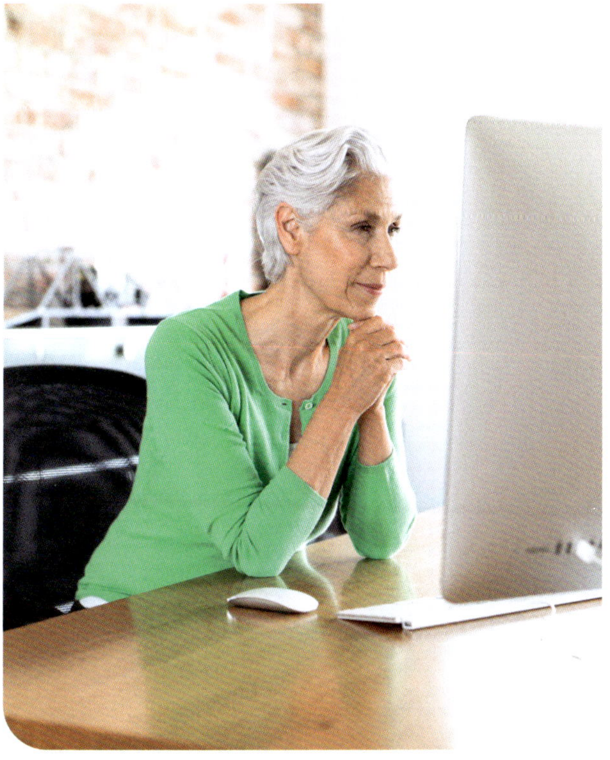

Sobald der Kopf aufgestützt wird, ist die Entlastung noch stärker und auch die Halswirbelsäule wird entlastet.

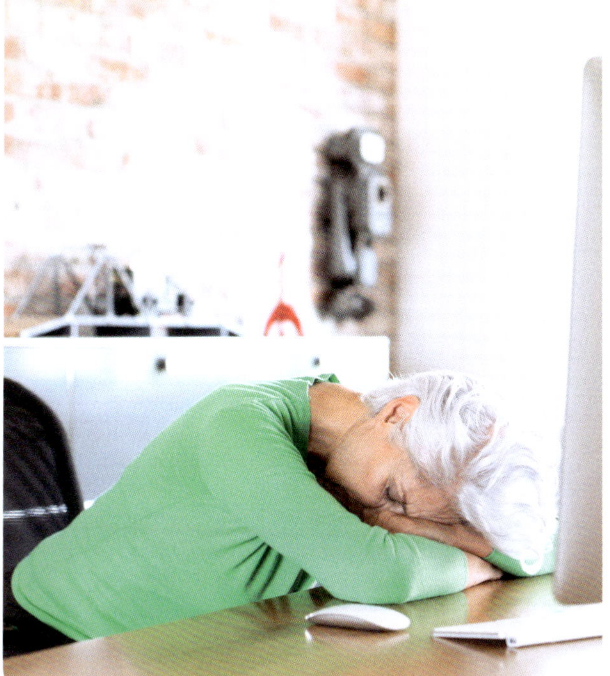

In dieser Position sind die Wirbelsegmente sehr gut entlastet! Allerdings muss diese Haltung mit verstärktem Rundrücken auch erlaubt sein. Nach frischen Operationen ist ein derartiger Rundrücken *nicht* sinnvoll.

Vorsorgetraining gegen weitere Rückenbeschwerden

Die hier beschriebenen rückenschonenden Verhaltensweisen und Übungen sind für eine Vielzahl von verschiedenen Rückenkrankheiten und für die Therapie nach Wirbelsäulenoperationen sinnvoll.

In der Fachliteratur wird vielfach ein Zusammenhang zwischen chronischen Rückenschmerzen und einer Rumpfmuskelschwäche beschrieben und die Notwendigkeit des muskulären Aufbautrainings hervorgehoben. Gerade Instabilitäten der Wirbelsegmente treten nach einer Bandscheibendegeneration oder -operation auf: Folglich kann der hohe Anstieg der Rückenschmerzen zwischen dem 30. und 50. Lebensjahr als Zunahme der Verschleißerscheinungen und Gefügelockerungen (Abbildung, S. 27 und S. 39), bei gleichzeitig altersbedingtem Kraftverlust der Rumpfmuskulatur, gesehen werden.

Mit einer Kräftigung der Rumpfmuskeln können Sie präventiv erneute Schmerzattacken vermeiden. Therapeutische Übungen, die die Wirbelsäule stabilisieren, scheinen die beste Effektivität bei der Behandlung von Bandscheibenschäden zu haben.[13] Nicht allein die Stärke, sondern auch die Ausdauer der Rückenmuskulatur korrelieren dabei mit einem Rückgang der Intensität des Rückenschmerzes.

Allerdings schützt eine gute Muskulatur nicht immer vor Rückenschmerzen, denn mitunter leiden beispielsweise auch muskulär gut ausgebildete Athleten und trainierte Menschen an Rückenschmerzen. Einige wenige Forscher sehen in einer übermäßig trainierten Muskulatur sogar eine Gefahr, weil durch Sport und Bewegung der Biege- und Rotationsdruck auf die Bandscheibe verstärkt wird.

Gleichwohl hat ein Muskelaufbautraining der Rumpfmuskeln bei den meisten Menschen eine Reduzierung der Rückenschmerzen zur Folge, vor allem, wenn noch keine stark pathologischen Veränderungen im Bereich der Wirbelsäule festzustellen sind.

Weitere Vorteile einer kräftigen Rumpfmuskulatur wurden wissenschaftlich bestätigt:

- Rumpfmuskeln, und hier besonders der M. quadratus lumborum, stabilisieren die Wirbelsäule auch beim Tragen von Lasten. Der M. quadratus lumborum ist dabei noch effektiver als der Rückenstrecker (M. erector spina), möglicherweise durch die bessere Hebelwirkung.
- Auch eine gut trainierte Bauchmuskulatur – und eine damit effizient wirkende Bauchpresse – entlastet die Wirbelsäule beim Tragen von Gewichten deutlich. Das Prinzip gleicht einem hydraulischen Wagenheber: Der durch die Bauchmuskeln erhöhte Druck im Bauchinnenraum hebt die Wirbelsegmente leicht an, wodurch die Wirbelsäule entlastet wird (S. 104). Vor allem bei Seit- und Dreh-, aber auch bei Streckbewegungen wird die Wirbelsäule durch Pressatmung stabilisiert.
- Eine gestärkte Rückenstreckmuskulatur bewirkt eine Aufrichtung eines Rundrückens, aber auch des Beckens und führt damit zu einer Haltungskorrektur.
- Eine kräftige Rumpfmuskulatur führt zu einer Reduzierung der Rückenschmerzen, vor allem, wenn noch keine stark pathologischen Veränderungen im Bereich der Wirbelsäule festzustellen sind.
- Sie zeigt auch sehr gute Erfolge bei der Behandlung von Bandscheibenschäden, wenn es gelingt, durch die therapeutischen Übungen die Wirbelsäule zu stabilisieren.

Tipp

Aus biomechanischer Sicht ist das Muskeltraining – neben Dehnungsübungen, Korsettbehandlungen oder Schuherhöhungen – die einzige konservative Therapie, die zu einer bleibenden Verbesserung von Haltungsfehlern, Fehlbelastungen oder Instabilitäten führt.

Die Muskulatur der Wirbelsäule

Damit Sie ungefähr wissen, welche Muskelstränge im Rumpf aktiviert sind, nachfolgend eine kurze Aufstellung.

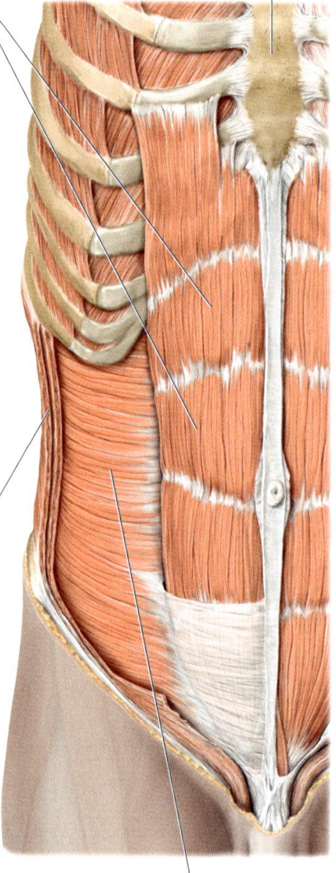

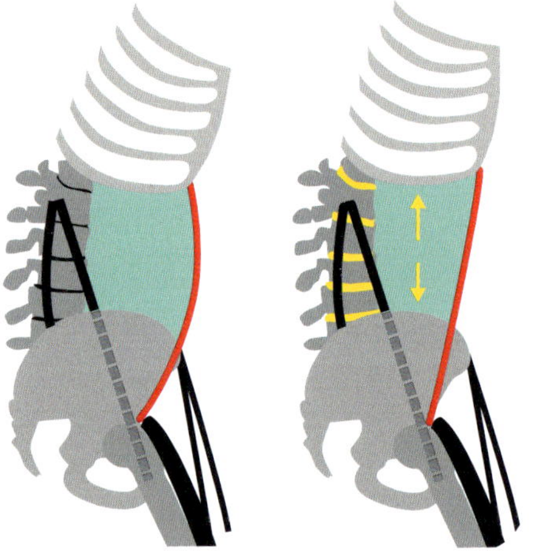

Entlastung der Wirbelsäule durch Anspannung der Bauchmuskeln. Der Bauch wirkt wie ein hydraulischer Wagenheber: Wenn der Bauchdruck steigt – etwa durch Anspannen der Bauchmuskulatur –, wird der Bauchinhalt nach unten ins Becken und nach oben zum stabilen Zwerchfell (s. Pfeile) gedrückt. Das bewirkt ein Anheben des Brustkorbes und damit eine Entlastung der Bandscheiben (gelb), vor allem auch beim Tragen von Gewichten. Auch im Stehen wird die Belastung der Bandscheiben verringert, sobald die Bauchmuskeln angespannt werden.

Die geraden und schrägen Bauchmuskeln (vor allem der M. rectus abdominis, der M. transversus und der M. obliquus externus, welcher hier auf dem Bild angeschnitten ist) umspannen den Bauchraum – und zusammen mit den Rückenmuskeln auch die Wirbelsäule – wie ein Korsett. Sie tragen zur Stabilisierung der Wirbelsegmente bei. Ähnliche stabilisierende Wirkungen haben auch die Halsmuskeln an der Halswirbelsäule.

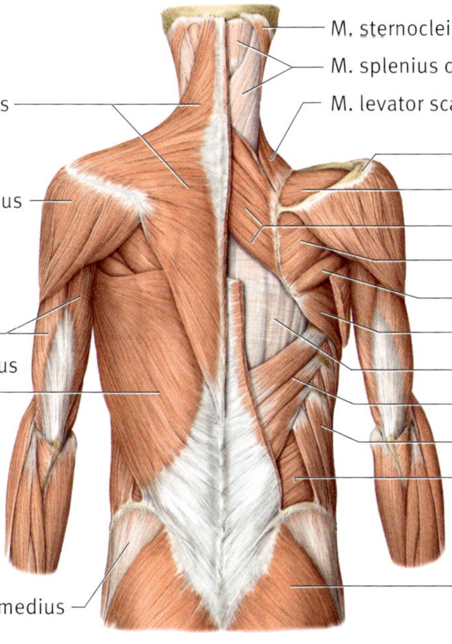

Schünke M, Schulte E, Schumacher U. PROMETHEUS LernAtlas, Grafiken: Voll M, Wesker K; Thieme; 2018

Oberflächliche und tiefe Rückenmuskeln, die die Lendenwirbelsäule aufrichten und strecken. Diese und weitere Muskeln, die hier nicht dargestellt sind (M. quadratus lumborum usw.), stabilisieren die Wirbelsäule wie die Seile (Wanten) eines Schiffsmastes. Auch an der Halswirbelsäule sind große Muskelgruppen gut trainierbar. Gerade auch die oberflächlichen Muskeln tragen effektiv zur Stabilisierung der Wirbelsäule bei – weil sie die beste Hebelwirkung haben –, vor allem der M. latissimus dorsi und am Hals auch der M. trapezius.

Wie ein Korsett umspannen die geraden und die schrägen Bauchmuskeln den Bauch. Eine Reihe von verschiedenen Bauchmuskel-Übungen kräftigen diesen Bereich.

Im rückwärtigen Anteil verstärken der kräftige M. erector spinae und der M. quadratus lumborum die Zuggurtung. Auch der große M. latissimus dorsi stabilisiert den Rücken. Die Muskeln haben einen besonders breiten Ansatz an der Lendenwirbelsäule und daher einen stabilisierenden Effekt.

Bei den Rückenmuskeln sind drei Schichten zu unterscheiden:

- Der M. latissimus dorsi ist der breitflächigste Muskel der Lendenwirbelsäule, der gefahrlos auch schon früh nach Operationen trainiert werden kann.

- Darunter liegen der M. erector spinae und der M. quadratus lumborum, die vom Kreuzbein – bzw. Beckenkamm – schräg nach oben zu den Rippen ziehen. Dieser Faserverlauf spricht besonders auf ein Muskeltraining mit Streck- oder leichten Rotationsbewegungen der Wirbelsäule an.
- Aber auch die tiefen Muskelschichten der Lendenwirbelsäule, wie der M. iliocostalis, der M. longissimus u. a., werden bei Streck- und/oder Rotationsübungen der Brustwirbelsäule trainiert. Denn Drehungen im Bereich der Brustwirbelsäule werden unter anderem durch die Kontraktion der tieflumbalen Rückenstrecker bewirkt.

Allerdings werden die Rumpfmuskeln sehr individuell eingesetzt. Bei Probanden einer Studie wurden die Rückenstrecker und -beuger durch sehr unterschiedliche Übungen aktiviert.[14] Es ist daher nicht sinnvoll, nur mit einer Übung eine bestimmte Muskelgruppe anzusprechen, sondern verschiedene Übungen auszuführen, die unterschiedliche Muskeln trainieren. Vor allem ist es auch nicht zielführend, durch ganz streng eingeschränkte Übungsformen nur wenige Muskelareale erreichen zu wollen – beispielsweise nur die kleinen Muskeln direkt an den Wirbelkörpern. Denn die größte Stabilisierungsfunktion haben vor allem diejenigen Muskeln, die weiter entfernt von der Wirbelsäule ansetzen – also einen längeren Hebel haben. Dazu gehören vor allem die Bauchmuskeln, aber durchaus auch die oberflächlichen Rückenmuskeln und, wie zuvor schon gesagt, der M. latissimus dorsi.

Durchführung des stabilisierenden Muskeltrainings

Muskeln – auch die Rumpfmuskeln – können nur durch ein wochenlanges regelmäßiges Training aufgebaut werden. Optimalerweise sollten Sie fünfmal pro Woche trainieren (Tabelle rechts).

Als Trainingsreiz für die Erhöhung der Maximalkraft wird eine Anspannung des Muskels von mindestens 60–70 % empfohlen, effektiver wären allerdings etwa 80–90 %. Mit einer hohen Muskelanspannung sollten Sie als völlig Untrainierter aber anfangs zurückhaltend sein, damit keine Überlastungen, Sehnenreizungen usw. auftreten. Auch nach Operationen sollten Sie auf keinen Fall Übungen mit einer starken Muskelanspannung, und damit einer hohen Belastung der Wirbelsäule, anwenden.

Im Vordergrund steht beim Rumpfmuskeltraining aber nicht unbedingt die Maximalkraft, sondern vor allem die Halteausdauer. Diese ist auch für den Alltag (langes Stehen, Gehen) entscheidend. Daher sollten Sie im Laufe des Trainings nicht die Belastung des Muskels, sondern die Anspannungszeit (von anfangs

Auswirkung der Frequenz eines Trainings auf die Muskelkraft.

Trainingshäufigkeit pro Woche	Effekt
1-mal	Muskelkraft wird erhalten
2-mal	Kraftzunahme nach vielen Monaten, keine Zunahme des Muskelquerschnitts
5-mal	messbare Kraftzunahme nach 6–8 Wochen, der Muskelquerschnitt nimmt nach einigen Monaten zu

20 Sekunden später auf 30, 40 … 60 Sekunden) steigern. Wenn Sie sich gut und fit genug fühlen, dürfen Sie auch die Serie (anfangs nur 2 Wiederholungen der Muskelanspannung/des Trainings, später dann gern 3–8 Wiederholungen) erhöhen.

Wichtig ist beim Muskelaufbautraining auch die Regeneration, also die Erholungsphasen zwischen den Übungen, die je nach Leistungsfähigkeit, körperlicher Belastung und Alter unterschiedlich lang sein können.

Tipp

Wenn Sie ein Muskelaufbautraining machen, sollten Sie die Muskeln mindestens 20–30 Sekunden anspannen und zwischen den Anspannungen etwa 30–60 Sekunden Erholungspausen einlegen. Diese Pausen können Sie für Dehnübungen der Arme und Beine nutzen.

Die Muskelaufbauübungen für die Rumpfmuskulatur sollen vor allem rückenschonend erfolgen: Einen Kernpunkt des Muskelaufbautrainings stellt die muskuläre Stabilisierung durch isometrische Übungen der Rumpfmuskulatur zunächst im Liegen, dann im Vierfüßlerstand und zuletzt im Stehen und Sitzen dar. Dabei sollte die Muskelspannung, je nach Ihrer Leistungsfähigkeit, zwischen 20–60 Sekunden gehalten werden. Diese Anspannung ohne große Bewegungsauschläge nennt man iso(= gleichbleibend)-metrisch. Die Übungen zur Kräftigung der Bauch- und Rückenmuskulatur führen Sie am besten erst einmal ohne zusätzliche Gewichte aus.

Übungen in Bauch- oder Rückenlage sind durchweg ungefährlich für die Wirbelsäule, selbst wenn zusätzlich mit Therabändern oder Gewichten gearbeitet wird. Auch in Seitlage oder im Vierfüßlerstand wird der Rücken nicht stärker belastet. Es gibt auch hier Übungen, die etwas mehr Kompression auf die Wirbelsäule ausüben (Tabelle S. 108), und die Sie in der Heilungsphase nach einer Operation zunächst vermeiden sollten.

In der folgenden Tabelle sind die Auswirkungen der Übungsvariationen auf die Anspannung der Muskulatur und zusätzlich auch auf die Belastung der Wirbelsäule dargestellt.

Achtung: Direkt nach einer Operation oder im akuten Schmerzstadium sind nur Übungen mit geringer Kompressionskraft erlaubt.

Durch ein EMG gemessene * = geringe, * * = mäßige oder * * * = starke Muskelanspannung der Bauchmuskeln (M. rectus abdominis, oberer Anteil) und M. obliquus externus) bei verschiedenen Übungen.

Diese Werte und auch die Kompressionskraft auf das Wirbelsegment LW 4/5 entstammen aus den Abbildungen von Konrad, Axler und Andersson.[24, 25] Eine hohe Kompressionskraft soll nach einer Operation vermieden werden. Achtung: Eine höhere Geschwindigkeit bei der Ausführung der Kraftübungen bewirkt eine höhere Muskelanspannung, aber auch eine höhere Wirbelsäulenbelastung.[26]

Übung	Übungsbeschreibung	Muskelanspannung (EMG)		Kompressionskraft LW 4/5
		M. obliquus externus	M. rectus abdominis oberer Teil	
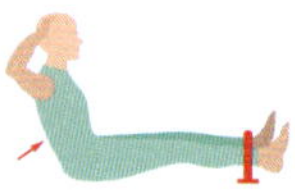	gerades Aufrichten des Oberkörpers aus Rückenlage mit gestreckten Beinen und Fußfixierung (Sit-up)	* *	* * * höchster Wert	* * * höchster Wert
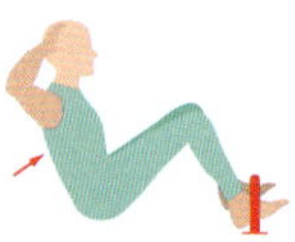	gerades Aufrichten des Oberkörpers aus Rückenlage mit angewinkelten Beinen und Fußfixierung (Sit-up)	* * *	* * *	* * *
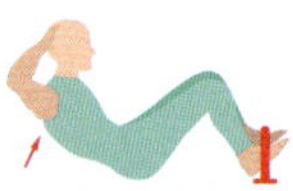	Anheben und Einrollen des Oberkörpers (Curl-up) mit angewinkelten Beinen und Fußfixierung	*	* *	*
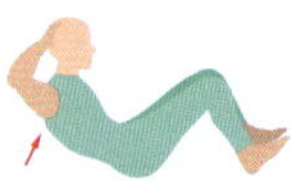	Anheben und Einrollen des Oberkörpers (Curl-up) mit angewinkelten Beinen ohne Fußfixierung	*	*	*

Übung	Übungsbeschreibung	Muskelanspannung (EMG)		Kompressionskraft LW 4/5
		M. obliquus externus	M. rectus abdominis oberer Teil	
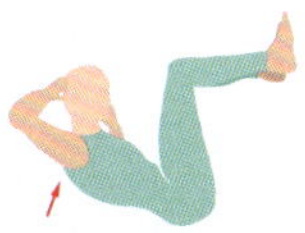	Aufrichten und Einrollen des Oberkörpers mit 90° angewinkelten Beinen und zusätzlich gebeugter Hüfte (Crunch)	*	**	**
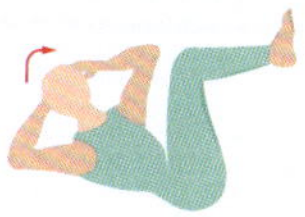	Aufrichten, Einrollen und (diagonale) Drehung des Oberkörpers mit 90° angewinkelten Beinen und zusätzlich gebeugter Hüfte	**	***	***
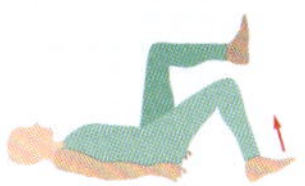	gebeugtes Bein in Rückenlage anheben und senken (das andere bleibt im 90°-Winkel)	* niedrigster Wert	* niedrigster Wert	* niedrigster Wert
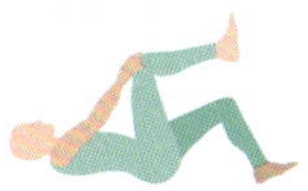	in Rückenlage Bein bzw. Knie gegen gestreckten Arm drücken	**	**	***
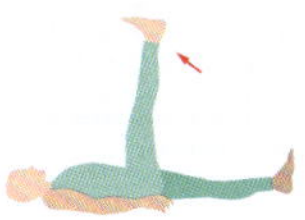	gestrecktes Bein in Rückenlage anheben (das andere liegt flach am Boden)	*	*	**
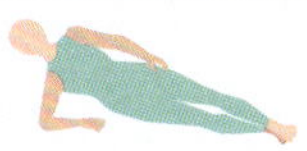	Armstütz in Seitlage	*	*	**
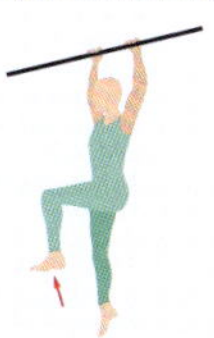	beim Hängen an einer Stange ein gebeugtes Bein anheben, das andere bleibt gestreckt	**	***	***
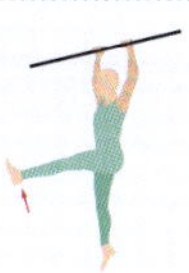	beim Hängen Bein gestreckt anheben	*** höchster Wert	***	**

Übungen beim akuten Rückenschmerz

Die nachfolgenden Übungen sind besonders bei akuten Rückenschmerzen und auch in der Heilungsphase nach einer Operation sehr hilfreich. Sie dienen der Rumpfstabilisierung und werden in Rückenlage ausgeführt. Wann Sie nach einer Operation mit diesen Übungen beginnen dürfen, wird Ihr Arzt mit Ihnen besprechen und Ihr Therapeut mit Ihnen trainieren. Auch beim akuten Rückenschmerz können diejenigen der Übungen, die keine Schmerzverschlimmerung bewirken, vorsichtig begonnen werden. Denn einen positiven Effekt haben die Anspannungsübungen auf jeden Fall: Durch die häufige Kontraktion und Entspannung wird der Muskel bis zu sechsmal mehr durchblutet, was gerade bei Verspannungen zum Abtransport von Stoffwechselschlacken führt.

Die Erhöhung der Durchblutung ist auf diese Weise mehr als doppelt so hoch im Vergleich zu Massagen oder Wärmeanwendungen.

Übung ohne Hilfsmittel

Mit dieser Übung können Sie bei akuten Rückenschmerzen oder auch nach einer Wirbelsäulenoperation zunächst das Training beginnen: In Rückenlage die Beine aufstellen, Fersen in den Boden drücken, Bauch anspannen, Kopf heben und Handflächen vor dem Bauch zusammendrücken. 1

Variante 1: Dieselbe Position wie oben, nun aber Finger ineinander verschränken und an den Händen ziehen. 2

Variante 2: Dieselbe Ausgangsposition, zusätzlich die Ellbogen in den Boden drücken, die Unterarme zeigen senkrecht nach oben in Richtung Decke. Diese Übungen scheinen extrem einfach und banal, doch bei akuten Wirbelsäulenproblemen sind sie effektiv und sicher. 3

Variante 3: Auch hier wieder die Ausgangsstellung in Rückenlage, aufgestellte Beine, die Fersen drücken in den Boden. Heben Sie Ihren Kopf leicht an, die Bauchmuskulatur ist angespannt. Strecken Sie nun Ihre Arme leicht in Richtung Decke, sozusagen parallel zu den Oberschenkeln, und bewegen Sie sie wie eine Schere hin und her. Zur Verstärkung der Übung können Sie hier auch mit Hanteln oder Gewichten arbeiten. 4

1

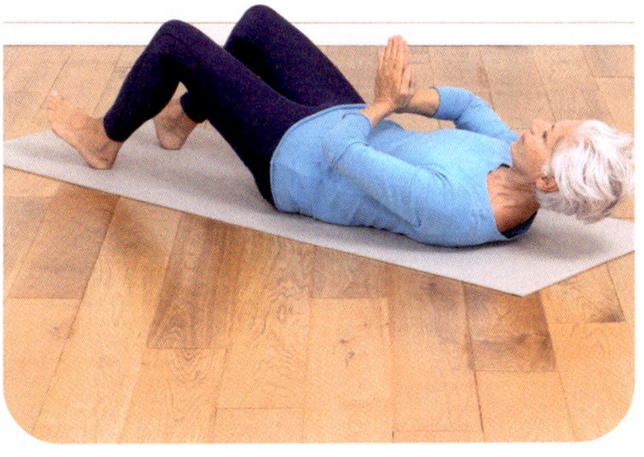

2

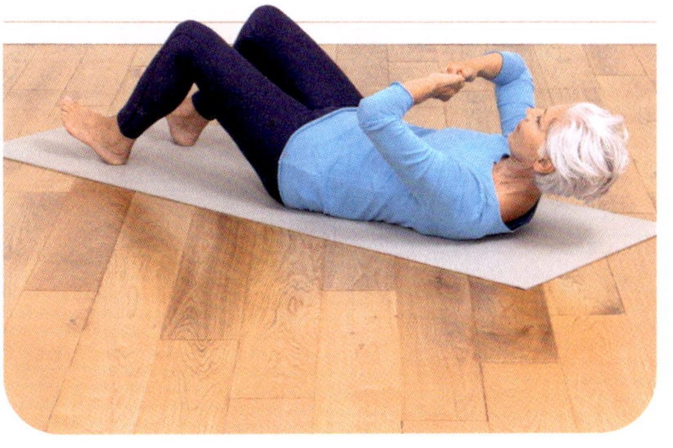

3

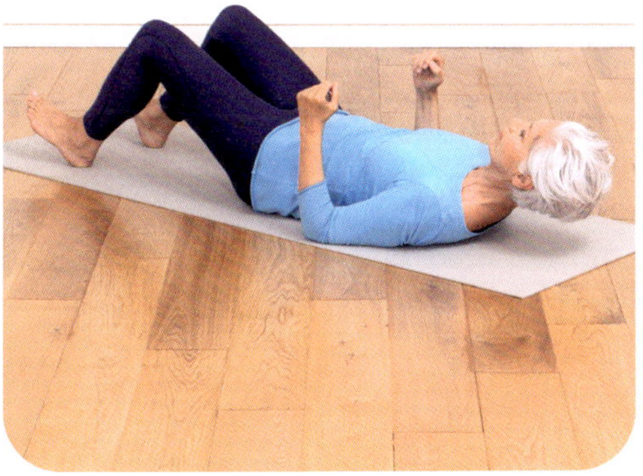

4

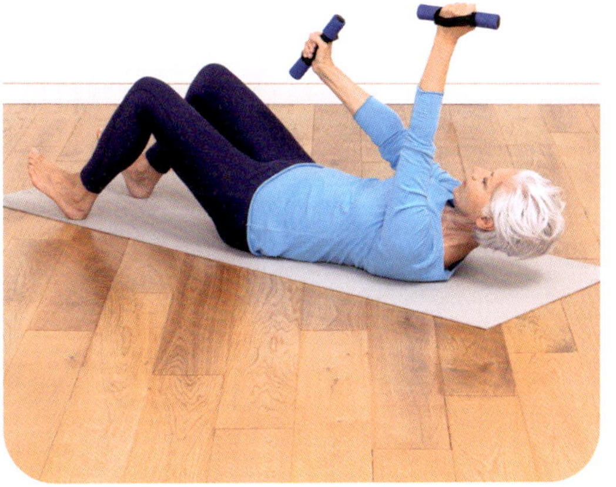

Übung mit Theraband

Statt Hanteln können Sie auch ein Theraband einsetzen: Es unterstützt die Körperspannung und ist beim Muskelaufbau genauso effektiv. Strecken Sie in der Ausgangsposition beide Arme schulterbreit in Richtung Decke und halten Sie mit den Händen einen leichten Zug auf dem Band. 1

Variante 1: Das Theraband können Sie auch über Kreuz einsetzen: Eine Hand hält das Band in Höhe des gleichseitigen Oberschenkels am Boden, die andere zieht das Band diagonal über den Körper nach oben. Ihr Oberkörper bleibt dabei flach und ausgerichtet auf der Unterlage liegen. 2

Variante 2: Alternativ können Sie das Theraband auch um einen Fuß legen. Richten Sie den Oberkörper minimal auf und ziehen Sie mit gestreckten Armen und leichtem Zug am Band nach oben. 3

Übung mit Hanteln

Sie liegen in Rückenlage flach auf dem Boden, die Beine sind ausgestreckt. Mit Hanteln oder kleinen Gewichten boxen Sie nun mit den Armen langsam nach oben in Richtung Decke, alternativ auch zur Seite. Sie können mit den Armen auch große Kreise machen. Sie werden dabei bemerken, dass auch die Schulter- und Halsmuskeln angespannt werden, ohne dass der Kopf viel bewegt wird. Daher sind diese Übungen auch nach Halswirbeloperationen sinnvoll. Dabei sollte immer eine Anspannung der Gesäß- und Rückenmuskulatur, möglichst auch der Bauchmuskulatur (»Bauchnabel einziehen«) erfolgen. 4

1

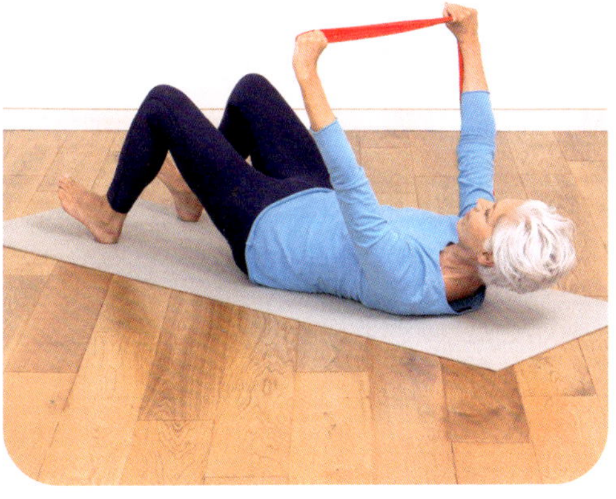

2

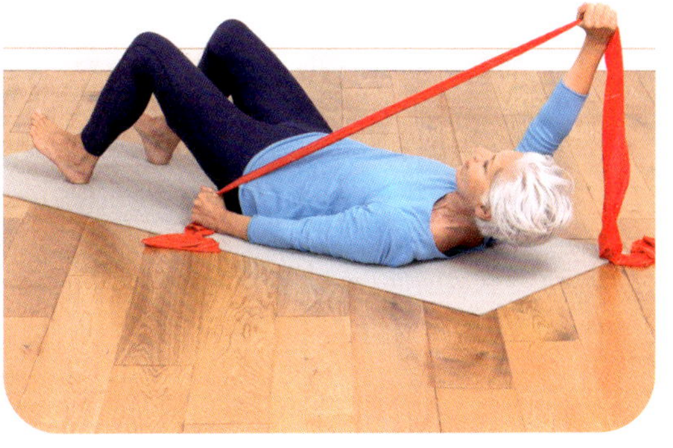

3

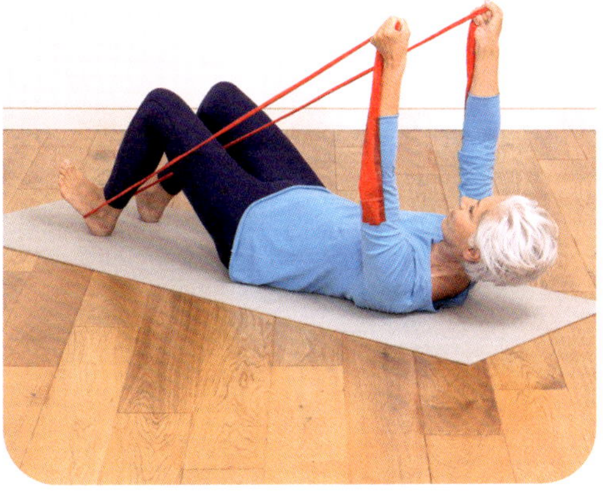

4

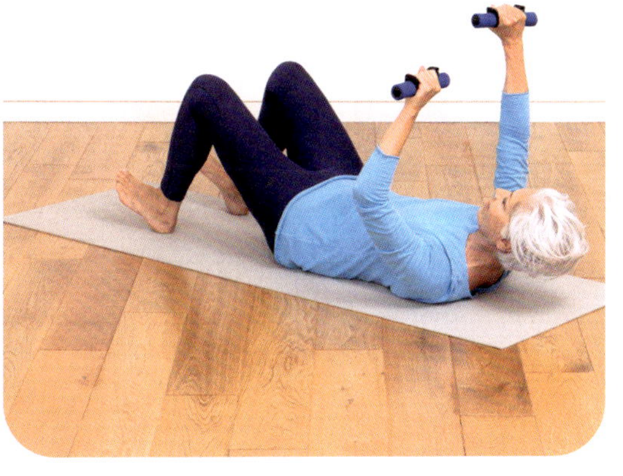

2

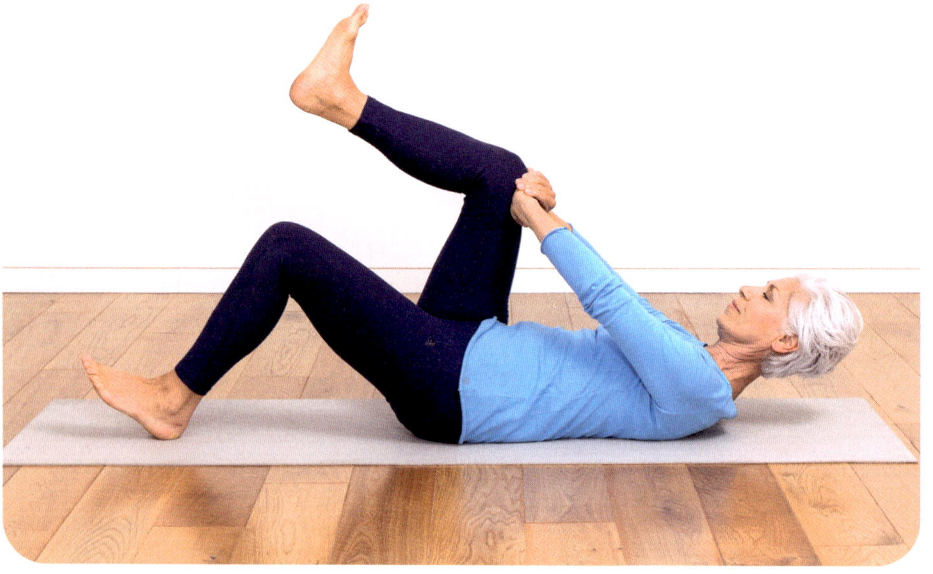

Übungen nach der akuten Schmerzphase

Das Training der geraden und schrägen Bauchmuskeln ist durch vielfältige Übungsformen möglich. Beim Üben in Rückenlage sind prinzipiell zwei Belastungsarten durchführbar: das Anheben des Rumpfes oder Anheben der Beine.

Zunächst sollten Sie mit den Übungen beginnen, die die geringste Kompressionskraft auf die Wirbelsäule haben (Tabelle S. 108).

Bauchmuskelübung

Stellen Sie in Rückenlage beide Beine auf. Winkeln Sie nun ein Bein an und ziehen Sie es leicht in Richtung Oberkörper. Ihr Oberschenkel bildet dabei einen rechten Winkel, das Knie zeigt zur Decke. Nun drücken Sie mit der gegenüberliegenden Hand diagonal gegen dieses Knie – Druck und Gegendruck.

Variante mit Theraband: Alternativ können Sie auch ein Theraband zwischen Ihren Händen spannen und mit diesem gegen das angewinkelte Knie drücken.

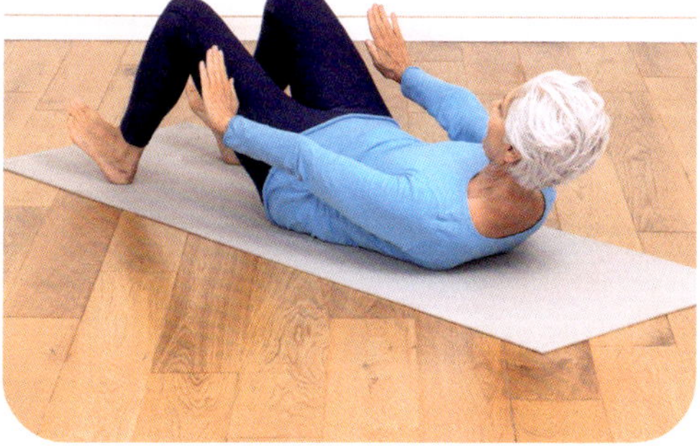

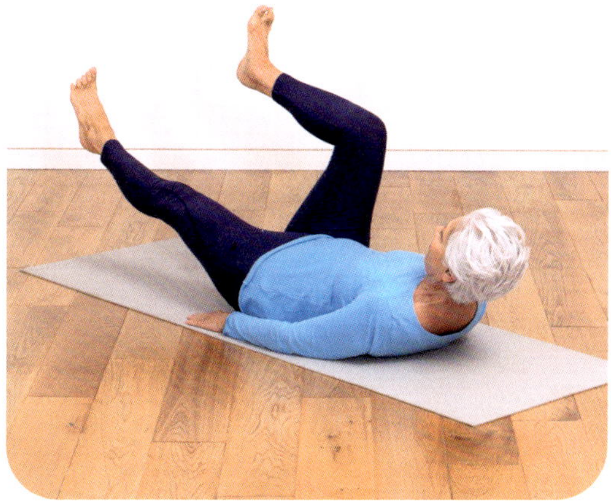

Bauchmuskelübung II

Stellen Sie in Rückenlage beide Beine auf und heben Sie dann den Oberkörper nur geringfügig an, so werden die Bauchmuskeln aktiviert. Ihre Arme sind gestreckt, etwa parallel zum Boden. Achten Sie in der frühen Phase nach einer Operation darauf, den Rücken nicht sehr zu krümmen. Wenn es später erlaubt ist, können Sie auch den Oberkörper mehr anheben.

Bauchmuskelübung für Fortgeschrittene

In Rückenlage strecken Sie ein Bein diagonal gestreckt aus, das andere ist leicht angewinkelt. Dann strecken Sie das andere Bein und beugen das andere abwechselnd. Die Bewegung sieht ein bisschen aus wie beim Rad fahren, nur nicht ganz so »rund«, sondern mit mehr Streckung.

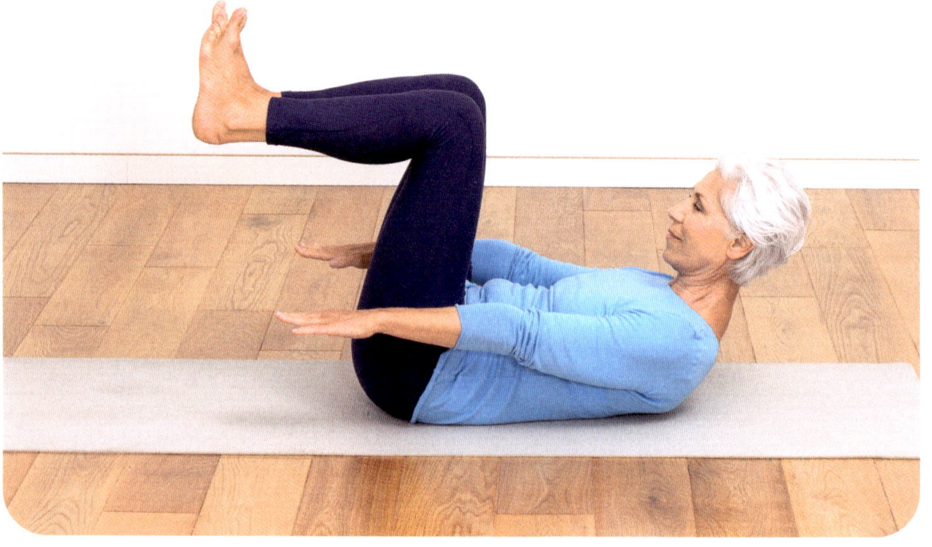

Intensiveres Bauchmuskeltraining

Je nach Ausgangsposition (gerade oder schräge Rückenlage), je nach Ausführung der Übung (gestreckter Oberkörper, Anheben des Kopfes und Einrollen des Oberkörpers usw.) und je nach Kombination mit Dreh- oder weiteren Bewegungen werden ganz unterschiedliche Muskelgruppen angesprochen. Dabei nimmt die Bauchmuskelanspannung bei zunehmender Rumpfbeugung zu, gleiches gilt für die zunehmende Beinstreckung. Das beidseitige Anheben der Beine hat den größten Trainingseffekt für den M. iliacus und M. sartorius.

Übung analog Sit-up

Wenn eine stärkere Wirbelsäulenbewegung möglich und auch erlaubt ist, können Sie Ihre Bauchmuskeln etwas mehr herausfordern. Begeben Sie sich in Rückenlage, winkeln Sie dann Ihre Beine rechtwinklig an (die Unterschenkel sind ungefähr parallel zum Boden) und heben Sie den Oberkörper leicht an. Ihre Arme sind gestreckt, wenn möglich ebenfalls parallel zum Boden.

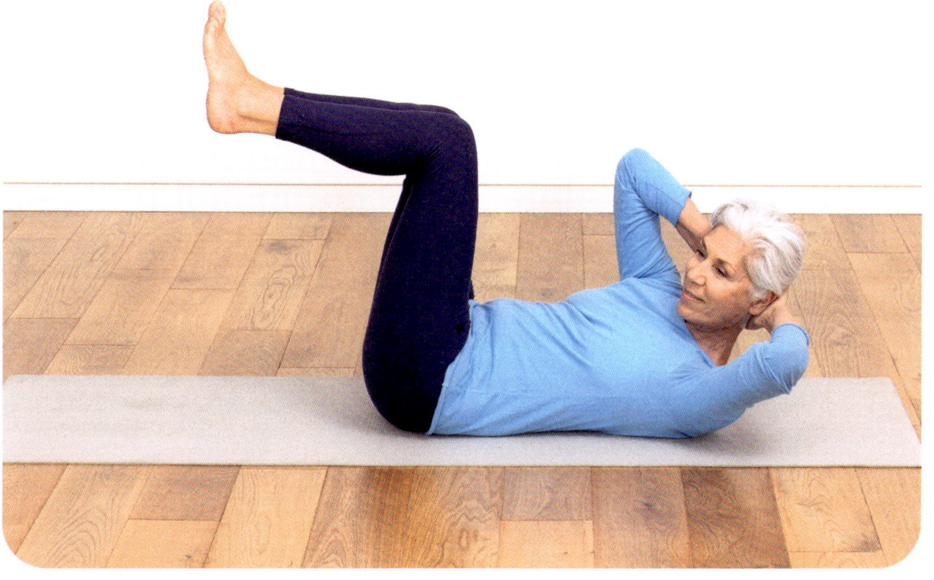

Übung analog Crunch für die schrägen Bauchmuskeln

Begeben Sie sich in Rückenlage, winkeln Sie dann Ihre Beine rechtwinklig an (die Unterschenkel sind parallel zum Boden) und verschränken Sie Ihre Hände hinten am Kopf. Heben Sie nun den Oberkörper an und führen Sie dabei Ihren linken Ellbogen zum rechten Knie. Gehen Sie dann zur Mittelstellung zurück und bewegen Sie dann den rechten Ellbogen zum linken Knie.

Wird der Oberkörper bei der Beugung auch leicht gedreht, werden vor allem die schrägen Bauchmuskeln trainiert. Dabei reicht eine Rotation von 10°schon vollkommen aus.

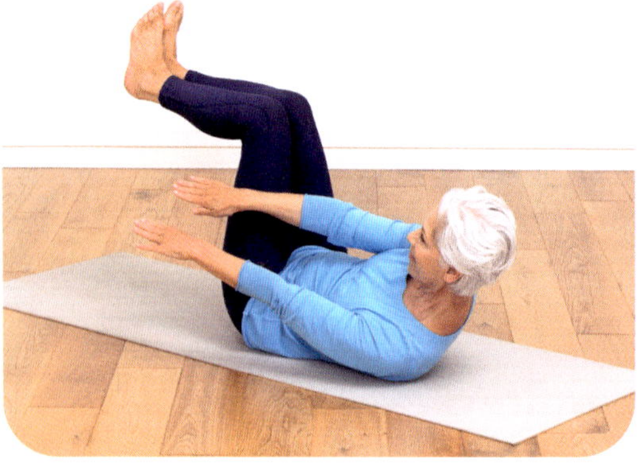

Übung für die schrägen Bauchmuskeln

Begeben Sie sich in Rückenlage, winkeln Sie dann Ihre Beine rechtwinklig an (die Unterschenkel sind parallel zum Boden). Nun strecken Sie beide Arme mal am linken Knie, dann langsam wechselnd am rechten Knie gestreckt vorbei und heben dabei den Oberkörper an. Halten Sie die angehobene Position kurz und versuchen Sie, sich zwischendurch nicht ganz abzulegen.

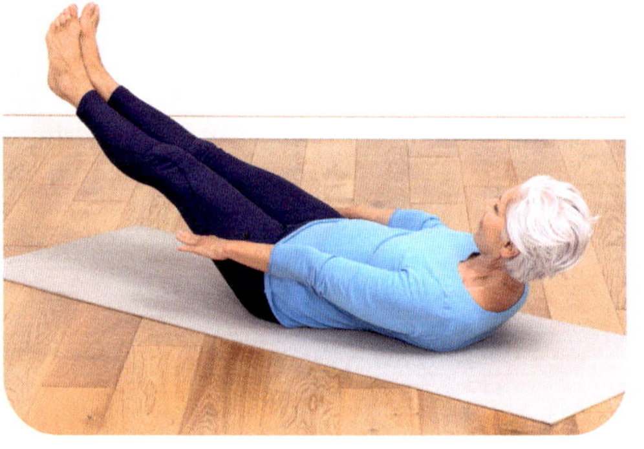

Bauchmuskelübung für Fortgeschrittene

Legen Sie sich in Rückenlage auf eine Unterlage. Heben Sie nun Ihre ausgestreckten Beine an, Ihr Oberkörper bleibt auf der Unterlage. Halten Sie diese Position einen Moment und achten Sie darauf, in kein Hohlkreuz zu kommen. Sie können die gestreckten Beine immer wieder kurz ablegen oder auch kurz anbeugen.

Bei dieser Übung ist die Bauchmuskelanspannung sehr stark und die Kompressionsbelastung auf die Lendenwirbelsäule ist höher als bei den anderen Übungen.

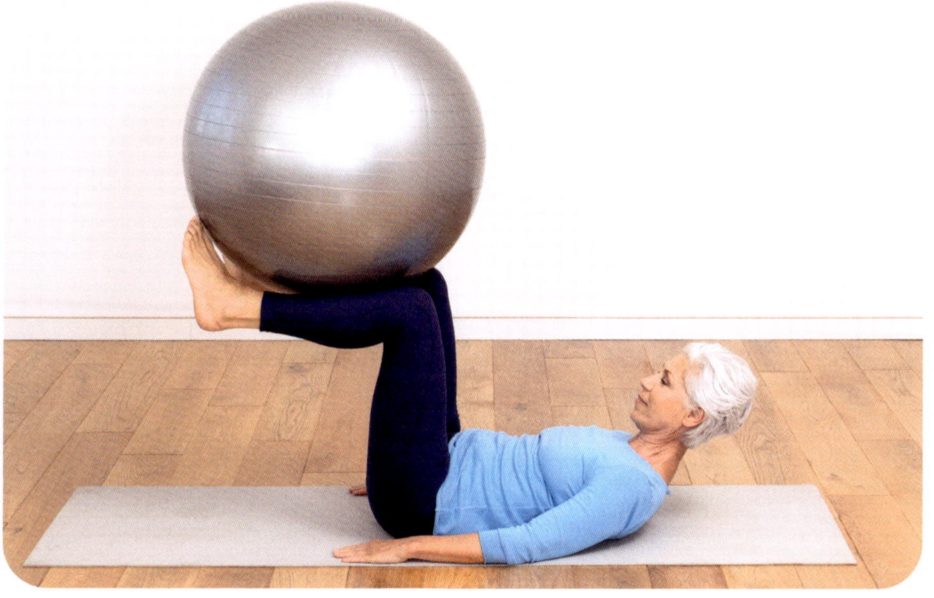

Bauchmuskelübung mit Gymnastikball

In Rückenlage winkeln Sie Ihre Beine an und legen einen Gymnastikball auf die Unterschenkel. Strecken Sie die Beine leicht und beugen Sie sie wieder, immer nur mit langsamen Bewegungen, sodass der Ball nicht herunterfällt.

Das Entscheidende bei allen diesen Übungen ist die langsame Geschwindigkeit bei der Ausführung, weil dadurch die Muskelkraft und die Halteausdauer am besten trainiert werden und weil gleichzeitig der Druck auf die Wirbelsäule geringer bleibt.

Übungen für die Rückenstrecker im Liegen und im Vierfüßlerstand

Die Rückenstreckmuskeln sind kräftige Stabilisatoren des Rückens. Sie sind bei jungen Menschen sogar etwa 25 % stärker als die Bauchmuskeln. Allerdings ist es schwierig, gerade diese Muskelgruppe zu trainieren, ohne dass eine starke Kompressionskraft auf die Lendenwirbelsäule auftritt. Es ist beim Training der Rückenstrecker daher besonders wichtig, eine wirbelsäulenschonende Position zu finden: Dazu geeignet sind die Bauch- oder Rückenlage.

Da beim Aufrichten des Oberkörpers aus dem Stand oder aus dem Sitzen neben der Muskelkompressionskraft auch die Gewichtskraft des Oberkörpers hinzukommt, sollten diese Positionen beim Training vermieden werden.

Das Training der Rückenstreckmuskulatur durch Anheben des Oberkörpers aus der Bauchlage ist weniger belastend und sehr effektiv, weil sie dabei intensiv angespannt wird.[15] Aus der Bauchlage können auch die Beine angehoben werden, wodurch neben den unteren Rückenstreckern auch die Hüftstreckmuskulatur gekräftigt wird. Gleichzeitiges Anheben von Armen und Beinen in der Bauchlage führt zu einer maximalen Anspannung der Rückenstrecker.[16]

Achtung

Die folgenden Übungen für die Rückenstrecker sollen erst nach Abklingen der akuten Symptome oder nach Heilung einer Operation bzw. nach Erlaubnis des Operateurs durchgeführt werden.

1

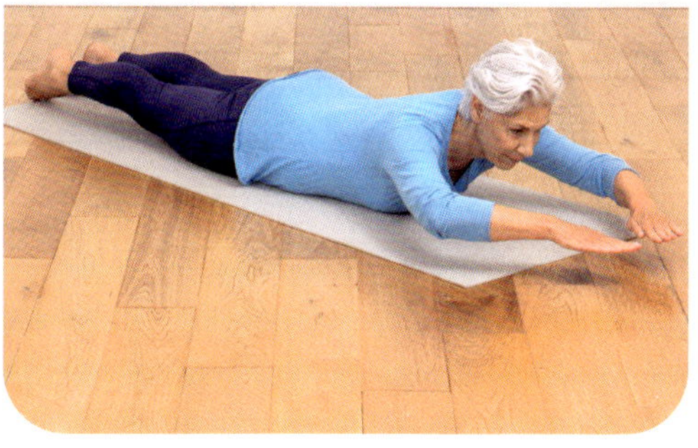

2

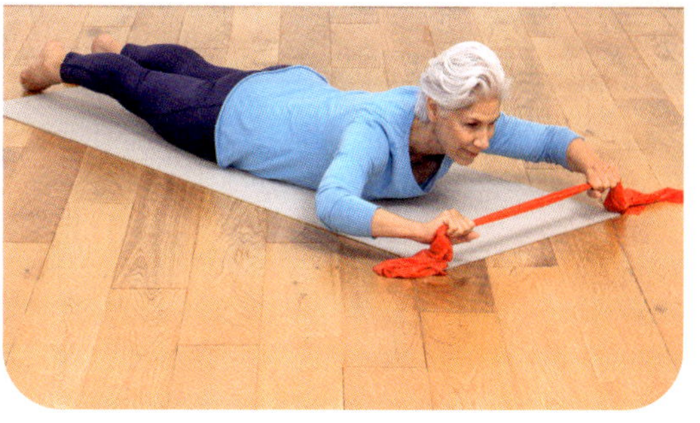

Übung Schwimmen

Begeben Sie sich in Bauchlage. Heben Sie Ihren Oberkörper nun leicht an und strecken Sie die Arme nach vorn. Führen Sie mit beiden Armen langsame Schwimmbewegungen aus, also Arme zur Seite bewegen und dann wieder nach vorn. 1 Die Schwimmbewegungen sollen durchaus langsam erfolgen. Halten Sie dabei die angehobene Position des Oberkörpers. Dann ablegen und kurz nachspüren.

Variante mit Theraband: Auch bei dieser Übung können Sie ein Theraband als Hilfsmittel verwenden: Greifen Sie das Band schulterbreit mit beiden Händen, halten Sie die Arme parallel zum Boden und heben Sie den Oberkörper an. Sie können in dieser Anspannung »schwimmen« oder die Arme parallel zum Boden strecken und beugen, oder auch in einer bestimmten 2 Position unter Spannung halten.

1

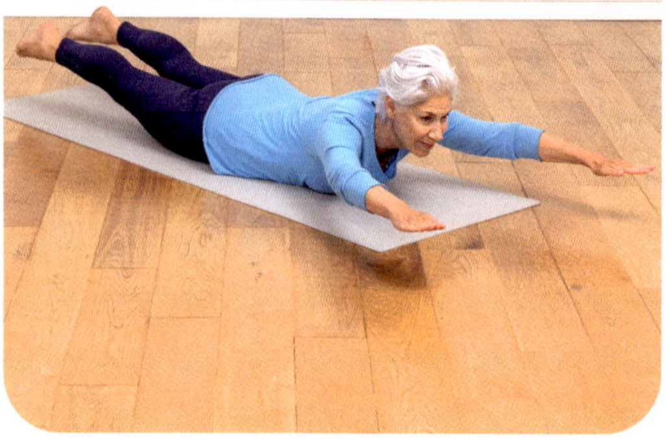

2

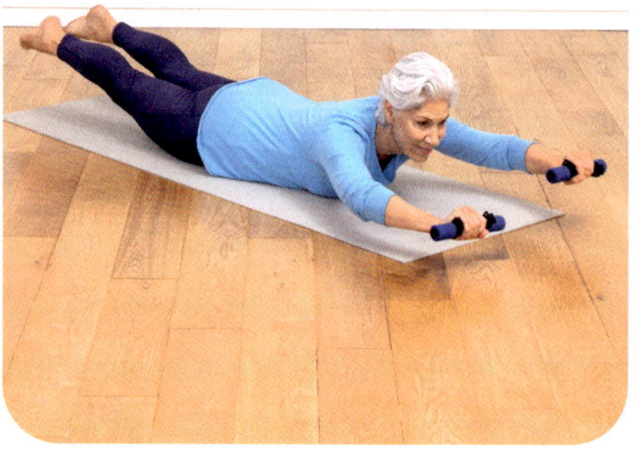

Übung Skydiver

Bei dieser Übung heben Sie in Bauchlage beide Arme und auch beide Beine vom Boden ab. ❶ Ihre gesamte Rückenmuskulatur ist angespannt und auch die Gesäßmuskeln werden trainiert (M. glutaeus).

Variante mit Hanteln: Wenn Sie etwas mehr wollen, können Sie zusätzlich Hanteln verwenden und so noch mehr Muskelanspannung erzeugen. ❷

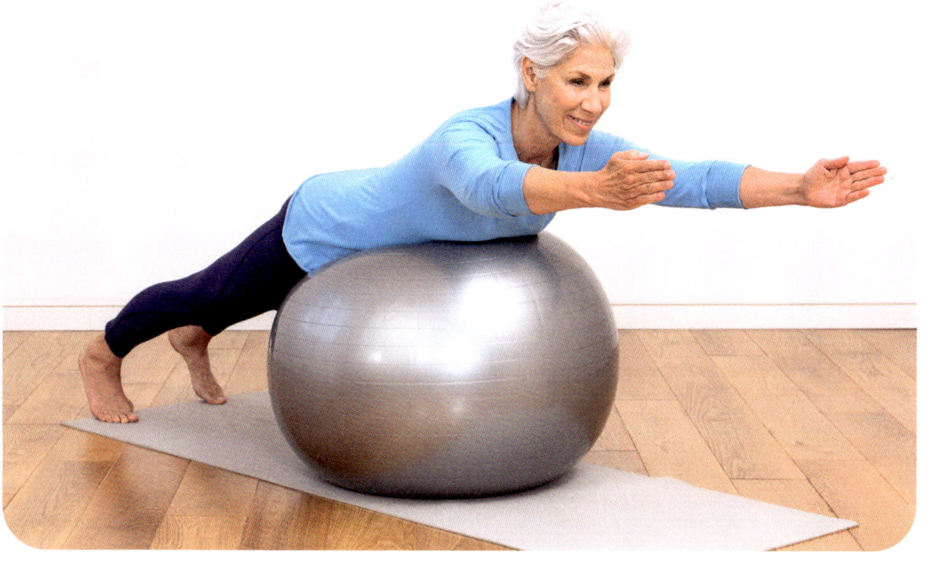

Übung mit Gymnastikball

Eine weitere Möglichkeit, den Rückenstrecker zu trainieren: Legen Sie sich in Bauchlage auf einen Gymnastikball und rollen Sie mit gestreckten Armen und Beinen vorsichtig auf dem Ball nach vorn und hinten (jedoch nicht so weit nach vorn, dass Sie vornüberkippen). Versuchen Sie dabei, den Oberkörper in der nach vorne gerollten Position möglichst lange zu halten.

1

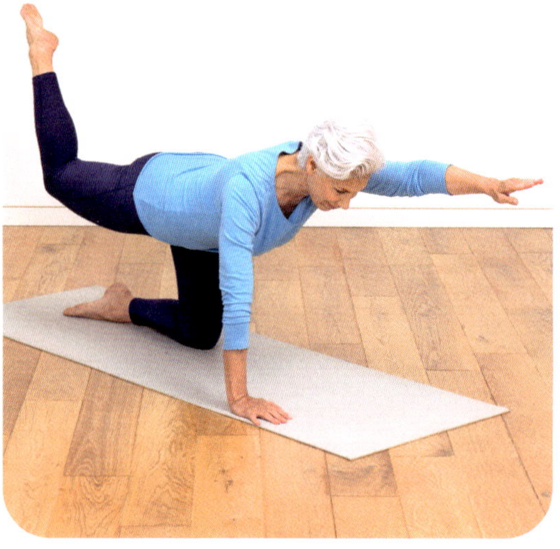

2

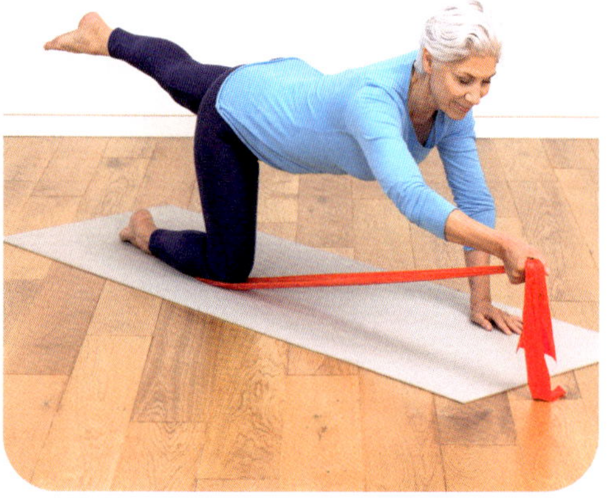

Übung im Vierfüßlerstand

Begeben Sie sich in den Vierfüßlerstand. Ihre Knie sind hüftbreit aufgestellt, die Hände senkrecht unter den Schultern platziert. Heben Sie nun das rechte Bein und winkeln Sie es an, sodass Ihre Fußsohle zur Decke strebt. Heben gleichzeitig den linken Arm und strecken Sie diesen parallel zum Boden nach vorn. 1 Wenn Sie die Balance gefunden haben, treten Sie mit dem gebeugten Bein nach oben zur Decke, die Bewegung sollten Sie vor allem im Oberschenkel und in der Gesäßmuskulatur spüren. Wechseln Sie nach 20–30 Sekunden die Seite.

Variante mit Theraband: Klemmen Sie für diese Variante das Theraband unter Ihr rechtes Knie, heben Sie das linke Bein gestreckt an und schieben Sie es nach hinten weg vom Körper. Heben Sie nun den rechten Arm, der das Theraband hält, und bauen Sie hier Zug zum aufgesetzten Knie auf. 2

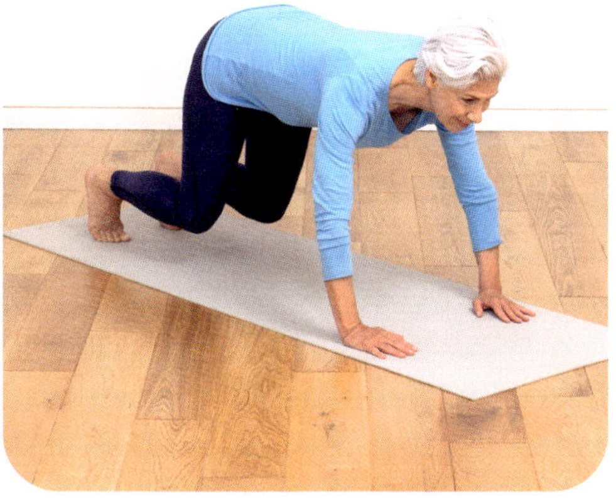

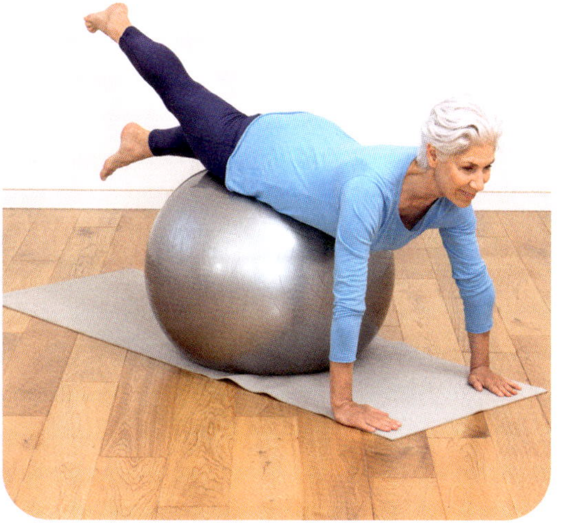

Übung Rumpfspannung

Begeben Sie sich in den Vierfüßlerstand. Ihre Knie sind hüftbreit aufgestellt, die Hände senkrecht unter den Schultern platziert. Heben Sie nun gleichzeitig beide Knie leicht vom Boden ab und schieben Sie den Po leicht in Richtung Decke. Halten Sie die Position 10–40 Sekunden und kehren Sie dann in den Vierfüßler zurück.

Übung Gymnastikball

Kräftigungsübungen für die unteren Rückenstrecker und die Gesäßmuskulatur können Sie auch auf dem Gymnastikball ausführen: Legen Sie sich in Bauchlage auf den Ball, Ihre Hände berühren vor dem Ball den Boden, die Beine hinter dem Ball. Wenn Sie Ihre Balance gefunden haben, heben Sie ein Bein gestreckt vom Boden ab und halten diese Position kurz, bevor Sie anschließend aus der Ausgangsposition das andere Bein heben. Sie können die gestreckten Beine auch 20–30 Sekunden abwechselnd nach oben bewegen (wie beim Kraulbeinschlag).

Übung für Fortgeschrittene

Die nachfolgenden Übungen sollen erst nach Rückgang der Akutschmerzen bzw. nach ausreichender Heilung nach einer Operation oder in Absprache mit dem Arzt oder Therapeuten angewandt werden.

Begeben Sie sich in Bauchlage, Ihre Unterarme sind schulterbreit auf dem Boden aufgelegt und bilden mit den Oberarmen einen rechten Winkel. Heben Sie nun den Oberkörper an, Ihre Knie bleiben dabei aber auf dem Boden. ❶

Variante: Als Steigerung gehen Sie in die vollständige Unterarmstütz-Position: Heben Sie dafür auch Ihre Knie vom Boden ab, Ihr gesamter Körper befindet sich nun wie ein Brett parallel zum Boden. ❷ Halten Sie diese Position so lange wie möglich.

Steigerung: Um die Übung noch zu intensivieren, können Sie im Wechsel erst das eine, dann das andere Bein gestreckt nach oben anheben und auch diese Position kurz halten. ❸

1

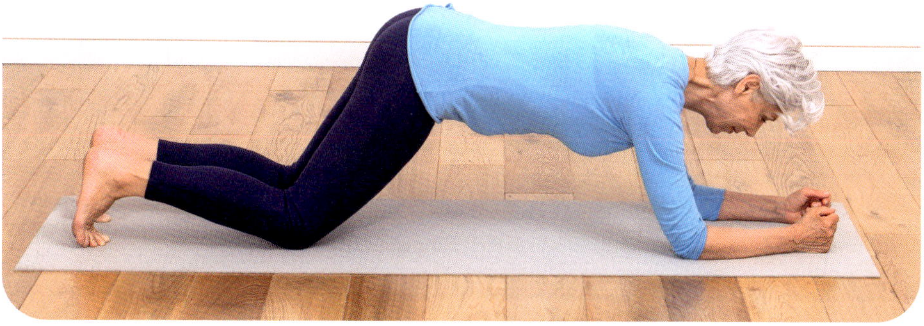

2

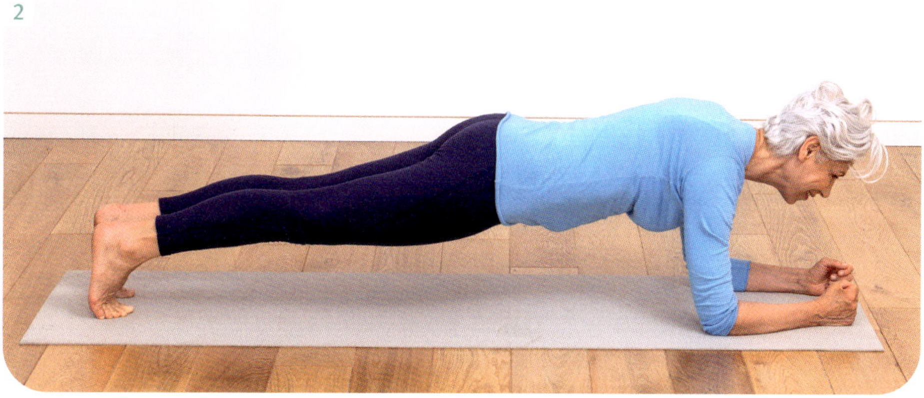

3

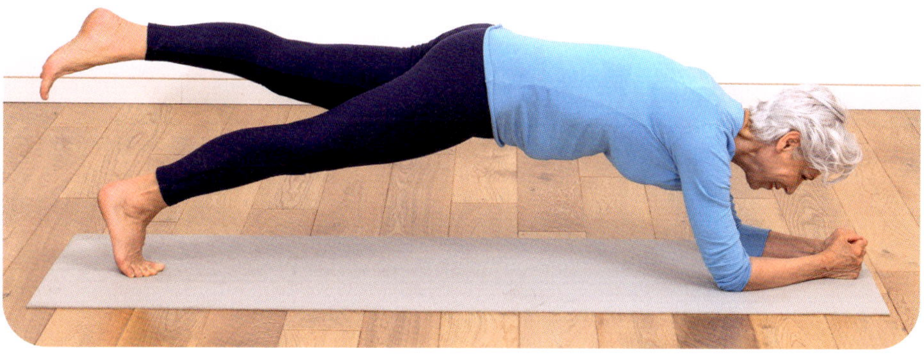

Übungen für Fortgeschrittene in Seitlage

Legen Sie sich in Seitlage auf den Boden. Stellen Sie nun Ihren unteren Arm im rechten Winkel vor sich auf, der Unterarm liegt dabei auf dem Boden, die Hand zeigt von Ihnen weg. Ihre Beine liegen aufeinander. Sollte das zu schwierig sein, können Sie das obere auch leicht versetzt hinter das untere stellen. Spannen Sie Ihre Bauchmuskulatur an und heben Sie die Beckenregion an, sodass Sie eine schräge Ebene bilden, und halten Sie diese Position so lange wie möglich. ❶
Dann die Seite wechseln.

Steigerung: Im Seitstütz kippen Sie Ihren Oberkörper langsam nach vorn in Richtung Boden, halten Sie diese gekippte Position einen Moment und kehren Sie dann in die Seitlage zurück. ❷

1

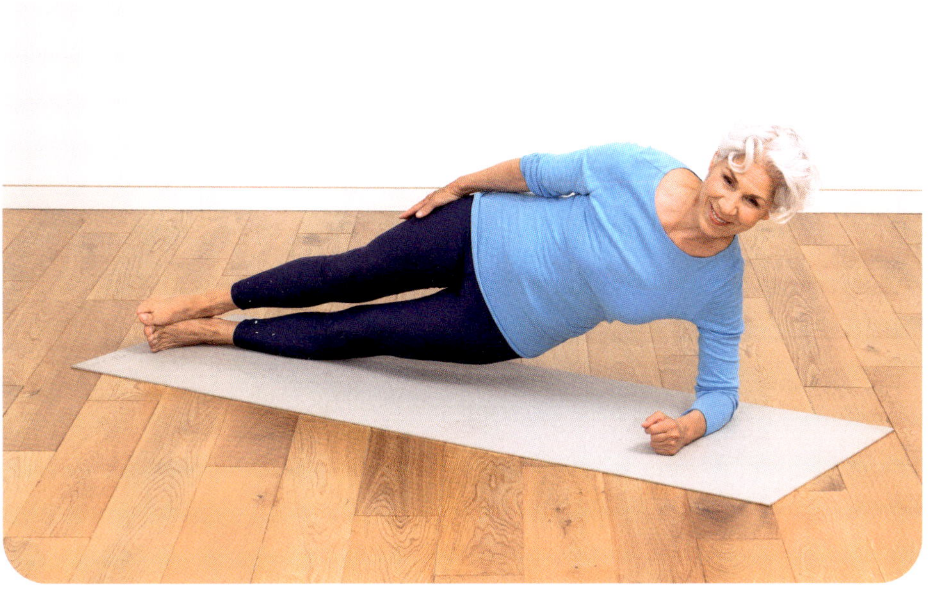

2

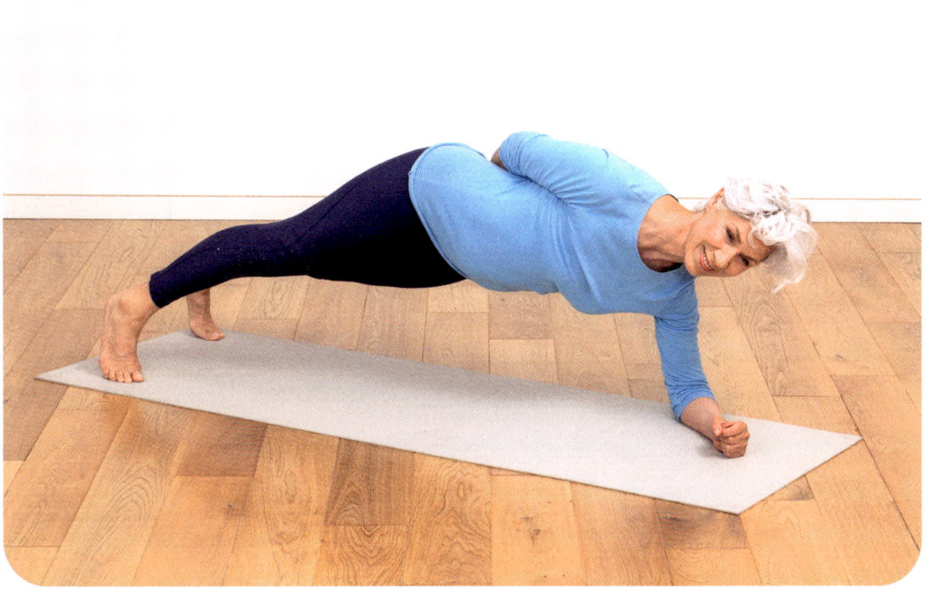

Schiefe Ebene

Diese Übung sorgt für Anspannung der Rückenstrecker, des M. glutaeus und der hinteren Oberschenkelmuskeln. Begeben Sie sich in Rückenlage. Stellen Sie Ihre Füße hüftbreit auf und heben Sie Ihre Beckenregion an. Oberer Rücken, Schultern und Kopf bleiben am Boden liegen, achten Sie darauf, die Schultern nicht zu verkrampfen oder zu sehr zu den Ohren zu ziehen.

Ihr Rumpf soll möglichst eine »gerade schiefe« Ebene bilden und nicht durchhängen. Halten Sie diese Position einige Zeit. ❶

Steigerung: Heben Sie nun ein angewinkeltes Bein an und schieben Sie es nach oben in Richtung Decke. ❷

Wenn es Ihnen möglich ist, können Sie auch ein Bein gestreckt anheben und vom Körper wegschieben. In dieser Position können Sie mit dem gestreckten Bein Kreise oder Buchstaben in die Luft malen. ❸

Variante mit Gymnastikball: Mithilfe eines Gymnastikballs können Sie die Übung auch mit verlängertem Beinhebel ausführen. Legen Sie dafür beide Füße bzw. Unterschenkel auf den Ball und heben Sie abwechselnd erst das eine, dann das andere gestreckte Bein nach oben in Richtung Decke. ❹

1

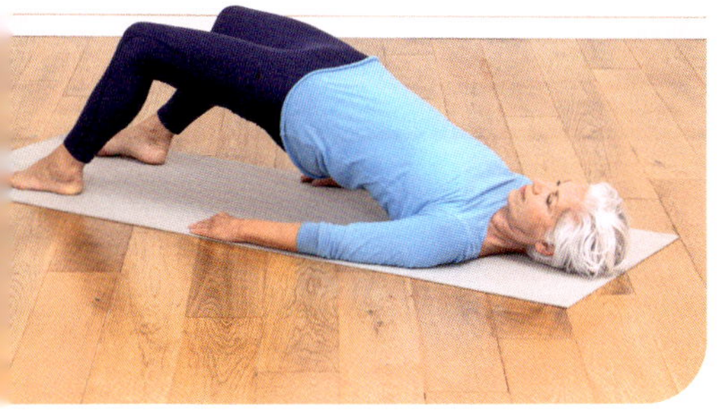

2

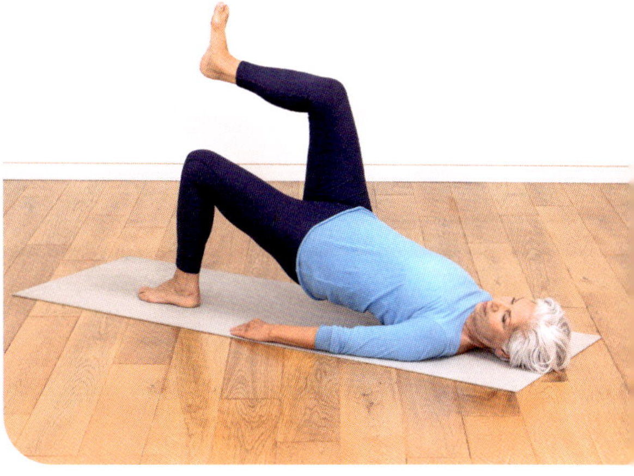

3

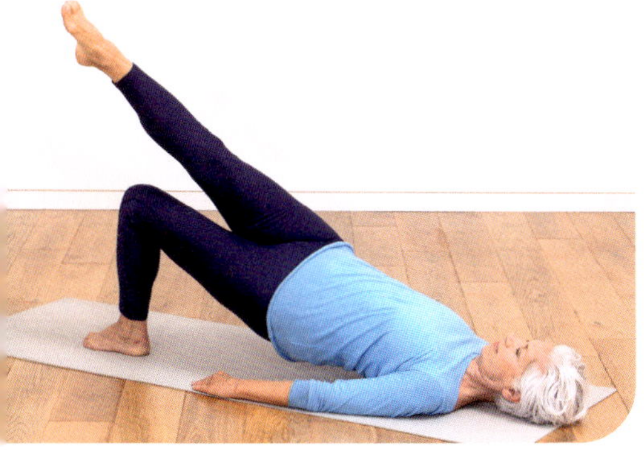

4

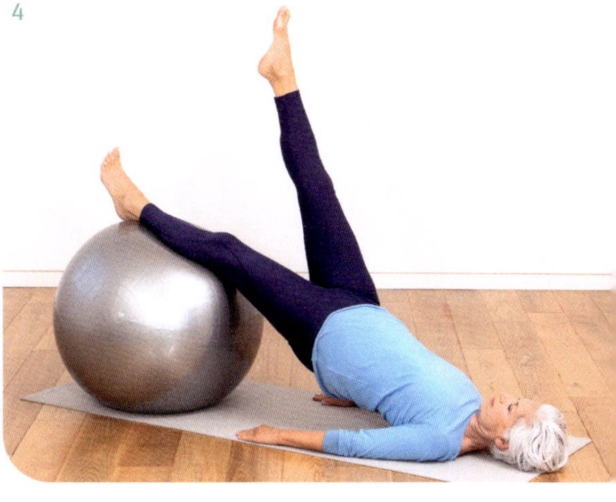

Schiefe Ebene »andersrum«

Die schiefe Ebene funktioniert auch andersherum: Statt oberen Rücken und Schultern am Boden zu belassen und die Beine anzuheben, belassen Sie nun die Füße am Boden und heben den restlichen Körper vom Boden ab. Ihre Arme sind dabei durchgestreckt, die Hände befinden sich unter den Schultern. 1

Steigerung: Auch in dieser Position können Sie erst das eine, dann das andere Bein gestreckt anheben. Achten Sie dabei auf eine gestreckte Hüfte und darauf, dass Ihr Po nicht zu sehr nach unten absackt – die Rücken- und auch die Bauchmuskeln bleiben angespannt. 2

Weitere Steigerung: Winkeln Sie Ihre gestreckten Beine an, die Oberschenkel bilden mit dem Rumpf nun eine parallele Linie zum Boden, Sie nehmen sozusagen die Haltung eines Tisches ein. 3 Und auch aus dieser Position können Sie abwechselnd ein Bein lang ausstrecken.

1

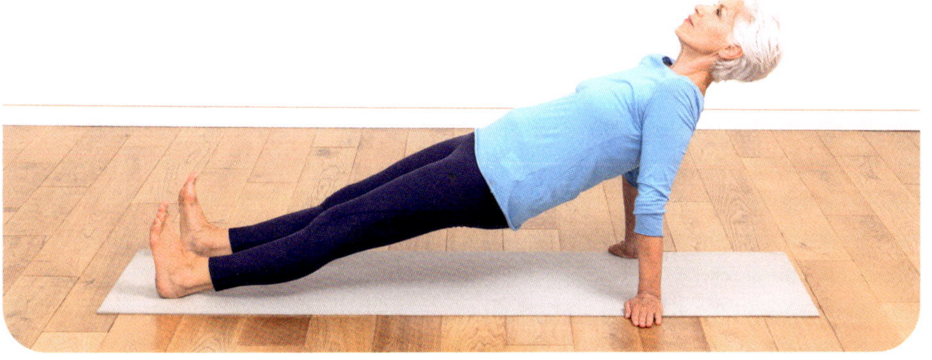

2

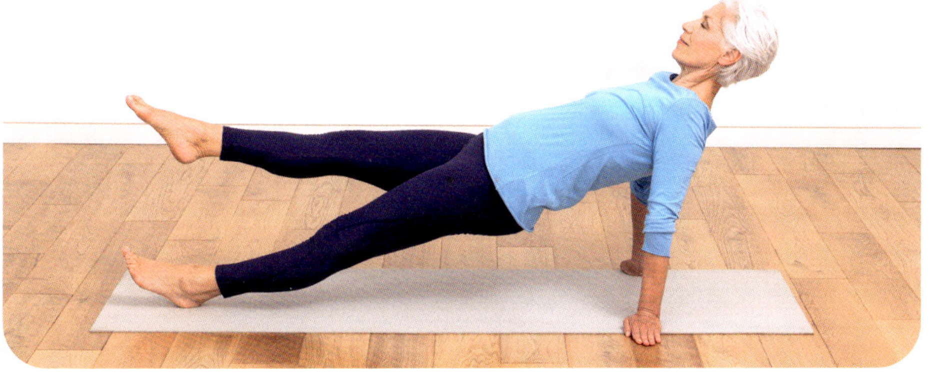

3

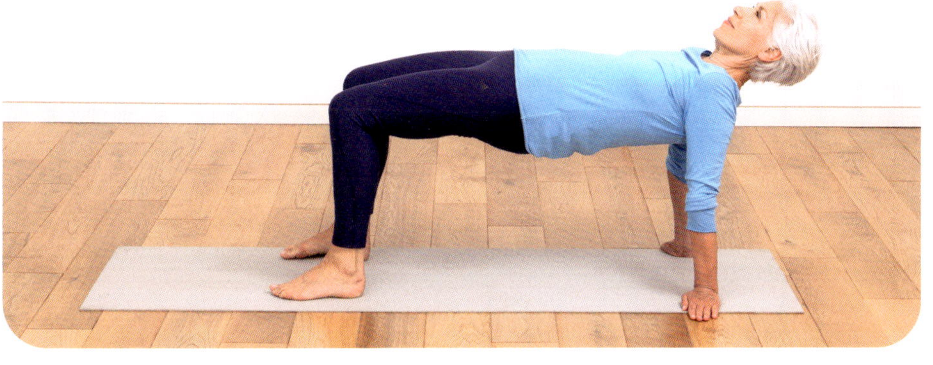

Übung Gymnastikball für Fortgeschrittene

Legen Sie sich in Rückenlage auf einen Gymnastikball, Ihre Füße sind auf dem Boden aufgestellt. Verschränken Sie Ihre Hände im Nacken und heben Sie nun Ihren Oberkörper auf dem Ball leicht an. (1) Durch das Anbeugen des Oberkörpers kann die Bauchmuskulatur wunderbar trainiert werden. Indem Sie auf dem Ball vor- und zurückrollen, können Sie die Belastung der Übung selbst dosieren. Diese beiden Übungen sollten mit langsamen Oberkörperbewegungen, aber mit möglichst vielen Wiederholungen durchgeführt werden.

Variante: Sie können die Übung auch in Bauchlage ausführen und so die Rückenstrecker stärken: Legen Sie sich mit dem Bauch auf den Ball, Ihre Füße berühren den Boden, der Körper hängt über den Ball nach vorn unten. Verschränken Sie Ihre Hände im Nacken und versuchen Sie nun, den Oberkörper so gut es geht anzuheben. Sie müssen dabei nicht in eine waagerechte Position kommen, halte Sie die leichte Aufrichtung einfach eine kurze Weile. (2)

1

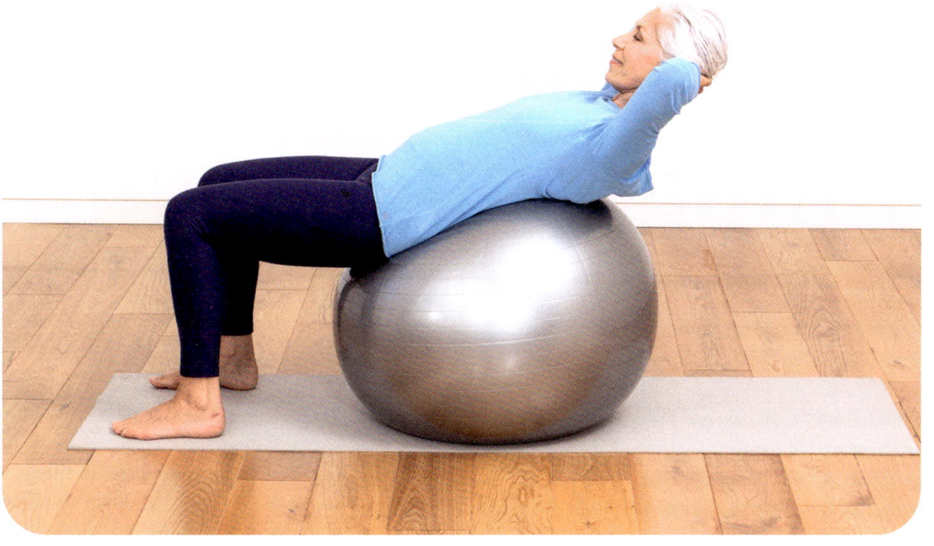

2

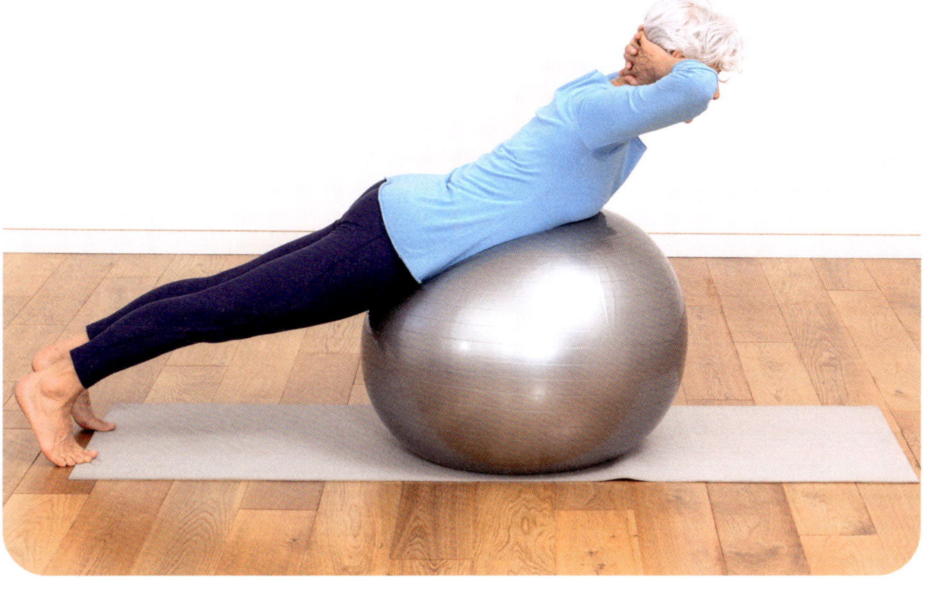

1

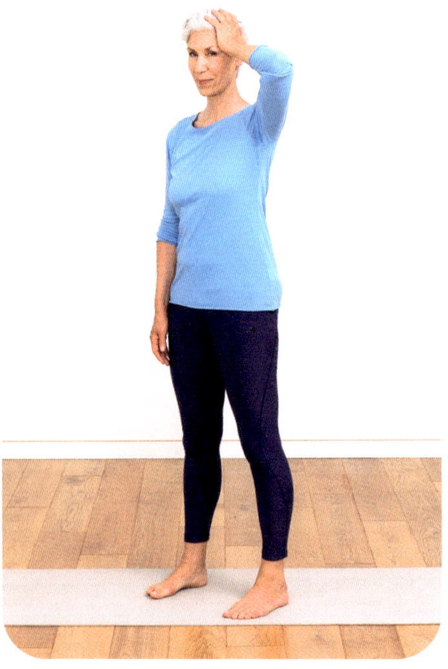

2

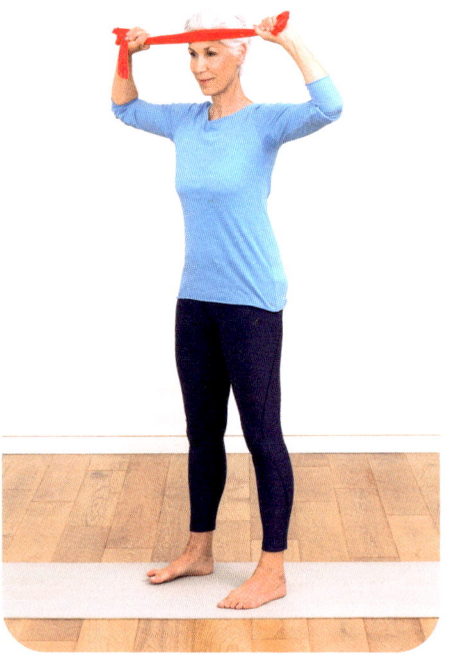

Übungen im Stehen

Zwar erscheint das Sitzen bequemer als das Stehen, für die Wirbelsäule ist das Stehen aber entlastender. Daher sollten die nächsten Übungsschritte im Stehen erfolgen. Auch hier sollte die Neutralposition (S. 55) eingehalten bzw. ständig überprüft – und ggf. korrigiert – werden.

Muskelaufbau-Übung für die Halsmuskulatur

Legen Sie Ihre linke Hand an Ihre linke Schläfe und üben Sie für 20–30 Sekunden sanften Druck aus. Halten Sie mit dem Kopf dagegen, indem Sie die Halsmuskulatur anspannen. ❶ Spüren Sie kurz nach und legen Sie dann die rechte Hand an die rechte Schläfe. Im Anschluss können Sie auch Druck von vorn gegen die Stirn oder am Hinterkopf ausüben.

Variante: Drücken Sie mit einem gespannten Theraband gegen Ihre Stirn. ❷ Mit dieser Übung trainieren Sie die vordere Hals- und die Nackenmuskulatur.

1

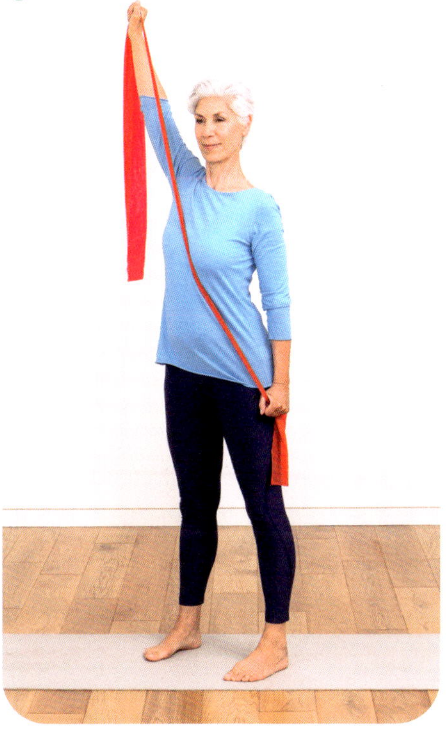

2

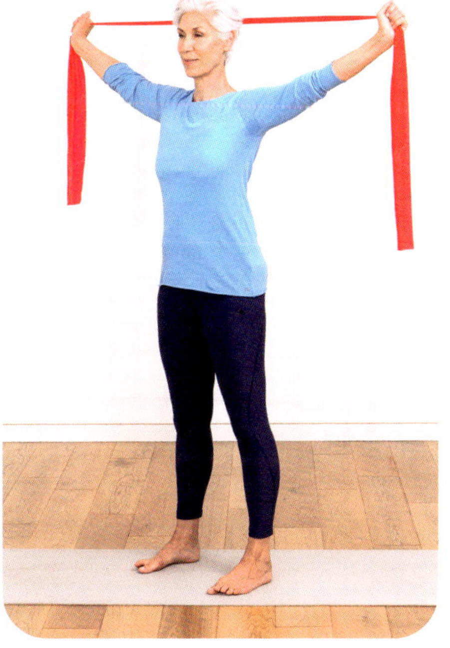

Übung diagonaler Zug

Im aufrechten Stand der Neutralposition halten Sie ein Theraband in beiden Händen. Ziehen Sie nun mit der linken Hand nach links unten und mit dem gestreckten rechten Arm nach rechts oben. Damit kräftigen Sie die Schulter- und Schulterblattmuskulatur. ❶ Führen Sie die Übung auch zur anderen Seite aus, linker Arm ist nach oben, rechter nach unten gestreckt.

Variante 1: Statt diagonal zu ziehen, können Sie das Theraband auch einfach vor Ihrem Oberkörper waagerecht spannen und mit den Armen jeweils seitlich nach außen ziehen. Das kräftigt die Außenrotatoren der Schultern und die Schulterblattmuskulatur und sorgt für eine aufrechte Haltung.

Variante 2: Um die Nackenmuskeln, die Schulterblattmuskeln und den M. triceps zu kräftigen, können Sie das gespannte Theraband auch hinter Ihrem Kopf auseinanderziehen, dafür halten Sie es etwas breiter als bei Variante 1. ❷

Übung am Türrahmen

Klemmen Sie das Theraband mit einem Holzstück (z.B. Kochlöffel) in der Tür fest. So können Sie im Stand Zugübungen ausführen. Wenn Sie die Übungen mit dem Theraband langsam ausführen und die Phase der Spannung einige Sekunden halten, ist der Trainingseffekt am höchsten.

Stellen Sie sich frontal vor die Zimmertür und halten Sie das Band mit gestreckten Armen jeweils seitlich am Körper. Ziehen Sie nun die Arme nach hinten unten, weg von der Tür, und kräftigen Sie so den M. latissimus dorsi, einen großen Rückenstabilisator. ❶ **Achtung:** Schließen Sie die Türe lieber ab, damit sie niemand unabsichtlich öffnet.

Variante 1: Sie stehen mit dem Rücken zur Tür und ziehen das Band oberhalb des Kopfes schräg nach unten. ❷ Auch das trainiert den M. latissimus dorsi, zusätzlich auch die Schulterblattmuskulatur.

Variante 2: Auch hier stehen Sie mit dem Rücken zur Tür, nun ziehen Sie das Theraband aber nicht zur Seite, sondern über Ihren Kopf und Körper nach vorne unten. Wenn Sie sich dabei nicht an der Tür anlehnen, stabilisiert diese Übung den gesamten Körper. ❸

1

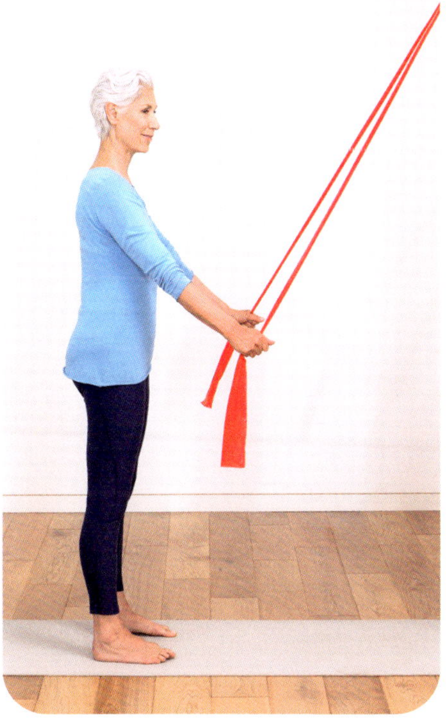

2

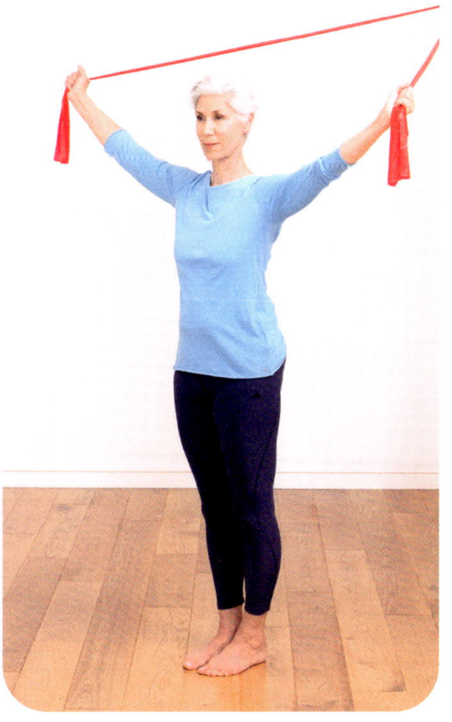

3

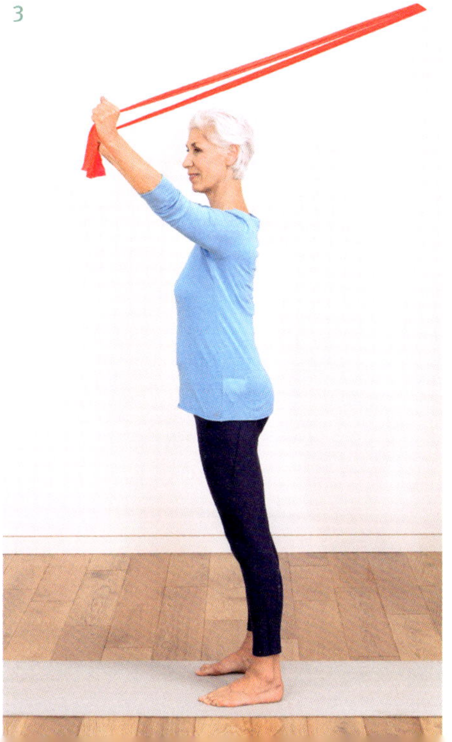

1

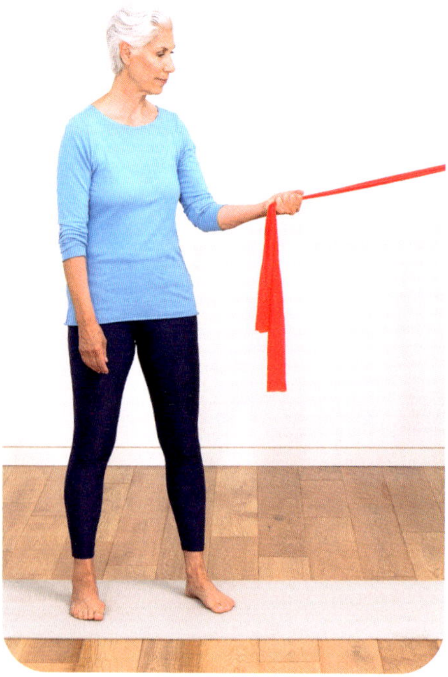

2

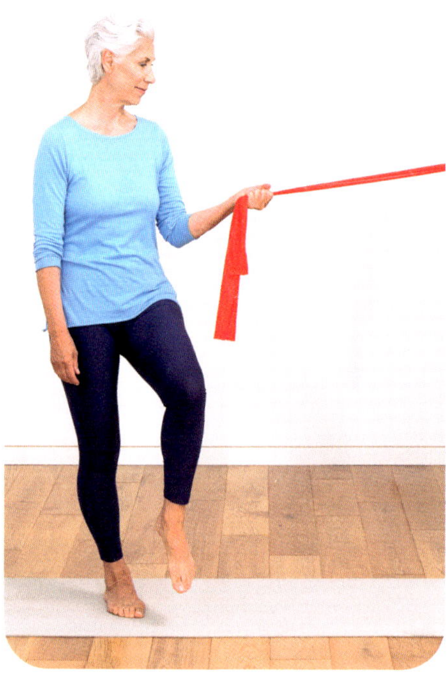

Übung Rumpfrotatoren

Bei dieser Übung werden die Rumpfrotatoren trainiert, ohne dass die Wirbelsegmente verdreht werden müssen.

Klemmen Sie das Theraband nicht oben im Türrahmen, sondern an der Seite, etwas oberhalb der Türklinke ein. Stellen Sie sich nun seitlich an die Wand und ziehen Sie mit der Hand, die der Wand zugewandt ist, das Band in den Raum hinein. ①

Steigerung: Heben Sie das der Wand nähere Bein an, so ist das Stabilisierungstraining noch effektiver. ②

Weitere Therapiemöglichkeiten zum Muskelaufbau

Wenn Sie mithilfe dieser Spannungsübungen gelernt haben, die Haltung zu stabilisieren, können Sie nun mit Kraftübungen beginnen. Dabei lernen Sie rückenschonende, muskelaufbauende Übungen, die vorwiegend an Zugapparaten unter Haltungskontrolle ausgeführt werden. Vorrangig wird zunächst die Halteausdauer (kleine Gewichte, hohe Wiederholungszahlen) trainiert, wodurch auch die Maximalkraft fast ebenso effektiv erhöht wird wie beim Training mit großen Gewichten. Es ist zur Kräftigung der tonischen Rückenmuskeln also nicht notwendig – in vielen Fällen sogar schädlich –, dass Sie mit großen Gewichten trainieren.

Allerdings müssen Sie darauf achten, dass die Kraftübungen in Neutralposition der Wirbelsäule durchgeführt werden. Denn eine Überstreckung des Rückens kann genauso schädlich sein wie eine starke Rundrückenhaltung. Die aufrechte Haltung der Wirbelsäule im Stehen oder Sitzen ist eine Grundvoraussetzung für die Vermeidung von Beschwerden beim Krafttraining. Jegliches Vor- und Zurückneigen sollte vor allem bei wirbelsäulenbelastenden Übungen vermieden werden.[17]

Für die Wirbelsäule ungefährlich sind Zugübungen an Apparaten, bei denen der M. latissimus dorsi beübt wird. Durch den Armzug wird die Wirbelsäule eher ent- als belastet. Hier dürfen Sie auch mit schwereren Gewichten arbeiten.

Vorsicht vor gefährlichen Übungen

Kraftübungen mit Gewichtsbelastung im Stehen oder Sitzen können die Wirbelsäule stark belasten, vor allem, wenn dabei Rumpfbewegungen durchgeführt werden.

Allgemeine Überlastungssyndrome bei Muskelaufbautherapien

Vor jedem Rehabilitationsprogramm sollten Sie Ihre Leistungsfähigkeit überprüfen lassen, vor allem, wenn Sie unter Bluthochdruck, Herz-Kreislauf-Erkrankungen, Lungenproblemen, Stoffwechselkrankheiten etc. leiden. Dies ist notwendig, da beim Einsatz der Rumpfmuskeln schnell eine Pressatmung und eine hohe Herz-Kreislauf-Belastung auftreten können.

Bauchmuskelübungen: Achtung bei Veranlagung zu einer Bauchhernie

Die Bauchhülle ist so fest, dass selbst bei stärkerem Druck von innen im Bauchraum kein Defekt entstehen kann, außer es liegt eine Bindegewebsschwäche vor. Wenn allerdings eine solche, meist erblich bedingte Schwächung der Bauchdecke vorliegt, kann es bei starker Bauchmuskelanspannung zu einer Vorwölbung des Bauchraums kommen, die im Bereich der Leiste lokalisiert ist (Leistenhernie, Schenkelhernie) oder längs in Bauchmitte verläuft (Rectushernie, Nabelhernie). Auch Medikamente (z. B. Cortison) können zu solchen Hernien führen. Glücklicherweise ist diese Hernienbildung sehr selten. Dennoch sollten Personen, bei denen eine solche Bauchdeckenschwäche bekannt ist, mit Bauchmuskelübungen vorsichtig sein.

Vorsicht bei starken Rotationsbewegungen

Rotationsbewegungen der Wirbelsäule sind im Brustwirbelbereich erlaubt, im Lendenwirbelbereich führen sie zu starken Scherkräften auf den Faserring der Bandscheiben. Dies liegt an der Anatomie der Wirbelgelenke. Gerade die Scherbelas-

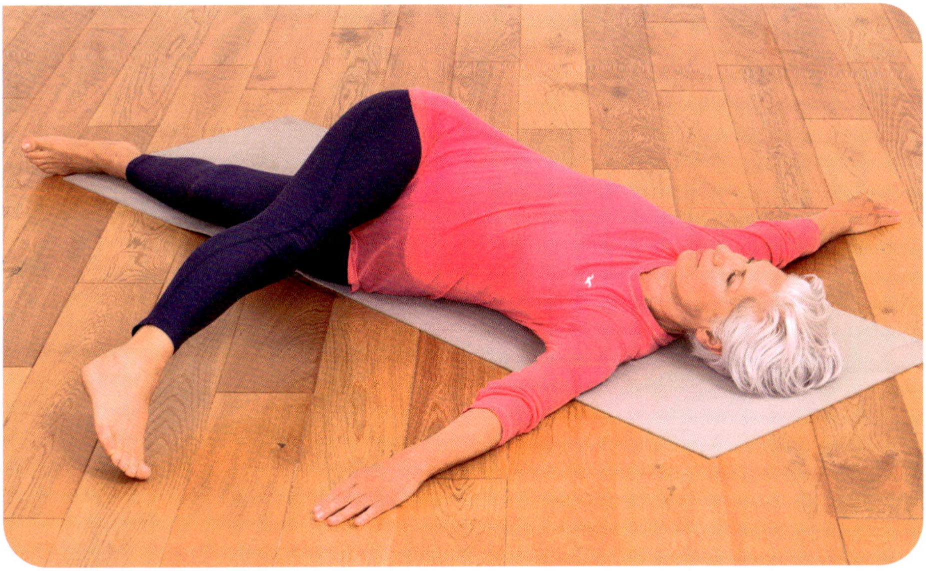

Vorsicht vor dieser Dehnübung: Hier wird die Lendenwirbelsäule stark rotiert. Bei akuten Rückenschmerzen oder nach Operationen ist das nicht sinnvoll!

tungen können auf Dauer zu Einrissen des Faserringes führen. Neuere Untersuchungen zeigen, dass bei Vorneigung die Rotationsfähigkeit der Lendenwirbelsäule noch weiter abnimmt. Dadurch kann sich die Gefahr einer Schädigung noch vergrößern.

Allerdings ist bei den Übungen ein bisschen Rotation aus der Brustwirbelsäule erlaubt. Denn auch im normalen Alltag finden Rotationen des Oberkörpers – hauptsächlich in der Brustwirbelsäule – statt: Ähnlich einer Kette mit mehreren Segmenten wird die Gesamtrotation des Oberkörpers auf viele Segmente verteilt. So kann eine Rotation des Oberkörpers bis zu 30° nur aus der Brustwirbelsäule erfolgen. In den einzelnen der 12 Brustwirbelsegmente tritt nur eine geringe Winkeländerung von 2–3° auf.

Wenn Sie an der Lendenwirbelsäule operiert wurden, können Sie daher nach der akuten Heilungsphase die Rumpfrotation mit einer nur leichten Rotation der Brustwirbelsäule (beidseits bis etwa 10°) gefahrlos aus der Rückenlage ausüben oder auch im Bewegungsbad. Es lässt sich pauschal für die Übungsbehandlung, aber auch für den Alltag und Sport feststellen: Drehungen der Wirbelsäule sollten hauptsächlich aus der Brustwirbelsäule erfolgen.

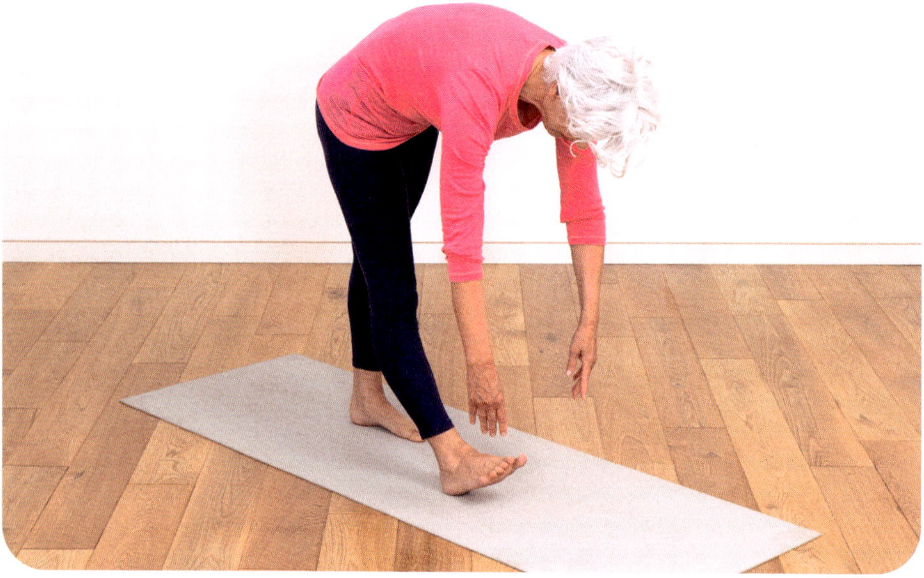

Vorsicht vor dieser Dehnübung: Diese Übung zur Dehnung der rückseitigen Oberschenkelmuskulatur ist eigentlich sinnvoll, aber das Vorneigen des Oberkörpers ist für Menschen mit Wirbelsäulenerkrankungen bzw. nach Operationen wegen der starken Belastung der Lendenwirbelsäule nicht zu empfehlen.

Vorsicht beim Anheben einer Last im Stehen

Beim Anheben eines Gewichts mit Vorneigen des Oberkörpers rührt die Belastung der Lendenwirbelsäule im Wesentlichen von der Muskelkraft selbst her, die aufgrund des schlechten Hebelverhältnisses der Rückenstreckmuskeln ein Vielfaches der anzuhebenden Last plus Oberkörpergewicht ergibt. Die äußere Last spielt somit nur eine kleine Rolle. Aber die Muskelkraft, welche auf ein Lendenwirbelsegment einwirkt, kann dabei aufgrund des schlechten Hebels bei mehreren hundert Kilopond liegen.

Auch Übungen in leicht vorgeneigter Standposition mit Anheben von Gewichten (sogenanntes »Kreuzheben«) sind gefährlich.

Vorsicht bei Übungen an Kraftmaschinen im Sitzen

Trainingsapparate, auf denen Sie im Sitzen den Oberkörper gegen ein Gewicht vor- oder rückneigen oder rotieren, sind ge-

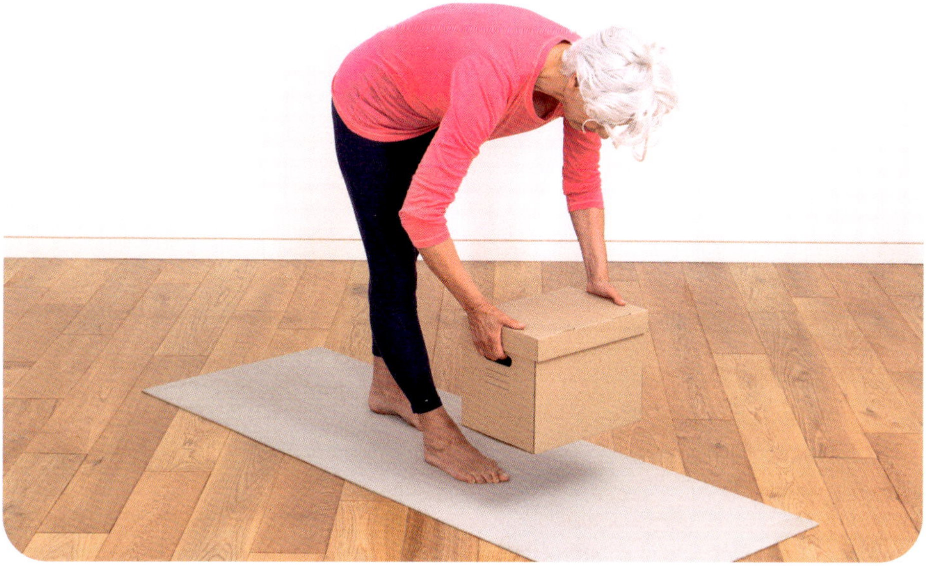

Das Anheben einer Last mit vorgebeugtem Oberkörper bedeutet eine sehr starke Last auf die Lendenwirbelsäule vom 10-Fachen des anzuhebenden Gewichts. Hier führen schon wenige Kilogramm einer Last in Verbindung mit dem Oberkörpergewicht zu einem Kompressionsdruck auf die Bandscheibe, der das Vielfache der Last beträgt (»Belastung der Wirbelsäule bei Alltagsbewegungen«, S. 95).

fährlich: Die Belastung der Wirbelsegmente ist im Sitzen etwas höher als im Stehen. Eine zusätzliche Muskelanspannung kann dabei zu starken Belastungen führen.

Vorsicht beim Vor- und Rückneigen

Beim Vorneigen (aber auch Rückneigen) entsteht eine große Hebelwirkung des Oberkörpers auf die Lendenwirbelsäule. Schon allein das Körpergewicht kann beim akuten Schmerz – oder nach Operationen – zur Verschlimmerung führen. Daher sollte das Bücken mit geradem Rücken, oder wie zuvor beschrieben, mit Abstützung durch einen Arm erfolgen.

Alle Kraftübungen im Sitzen sind nicht günstig, weil im Sitzen ein hoher Druck auf die Bandscheiben der Lendenwirbelsäule wirkt. Das Gerätetraining mit Vor- und Rückneigung unter Last trainiert die Bauchmuskeln – diese Muskeln kann man aber viel einfacher und gefahrloser in Rückenlage trainieren.

Sport bei akuten Rückenschmerzen nach einer OP

Sport sollte erst nach völliger Ausheilung des Rückenleidens erfolgen, und auch danach sollten starke Belastungen vermieden werden.

Fehlbelastungen könnten durch Springen, Sprinten, aber auch das Treten in ein Loch, das Anheben von Gewichten, Tragen schwerer Lasten, Schieben von schweren Gegenständen (Schubkarre etc.) sowie durch alle Tätigkeiten mit ausgeprägten Bewegungen der Wirbelsäule entstehen.

Längere Spaziergänge, Fahrrad-Ergometertraining und leichtes Joggen auf ebenem Boden können Sie aber, in Absprache mit Ihrem Arzt, schon nach 2–3 Wochen machen. Auch Aquatraining oder Schwimmen (optimal: Rückenschwimmen) sind nach der Wundheilung möglich.

Achtung

Auch für später gilt: Vorsicht vor extremer Mobilisierung der Wirbelsäule im Sport und vor falschen Fitness-Übungen an ungeeigneten Kraftgeräten!

Korsett im Alltag und beim Sport?

Das längerdauernde Tragen eines Korsetts (S. 91) über viele Stunden täglich führt zu einer Reduktion der Rumpfmuskelkraft. Wenn Sie ein Korsett aber nur als kurzzeitige Stabilisierung und zur Schmerzlinderung für 2–4 Stunden am Tag tragen, dann ist das Gegenteil der Fall: Ihre Alltagsaktivität wird erhöht, da Sie nun länger stehen und gehen können, womit die Muskulatur wieder aktiver ist.

Allerdings muss das Korsett gut auf die Körperform angepasst sein: Es muss sich an den Beckenkämmen abstützen und auch einen gewissen, ertragbaren Druck auf die Bauchregion ausüben.

Sogar bei Sportlern hat ein stabilisierendes Korsett einen günstigen Einfluss auf Rückenschmerzen: Die Behandlung von Schwimmern mit Wirbelgleiten, die für

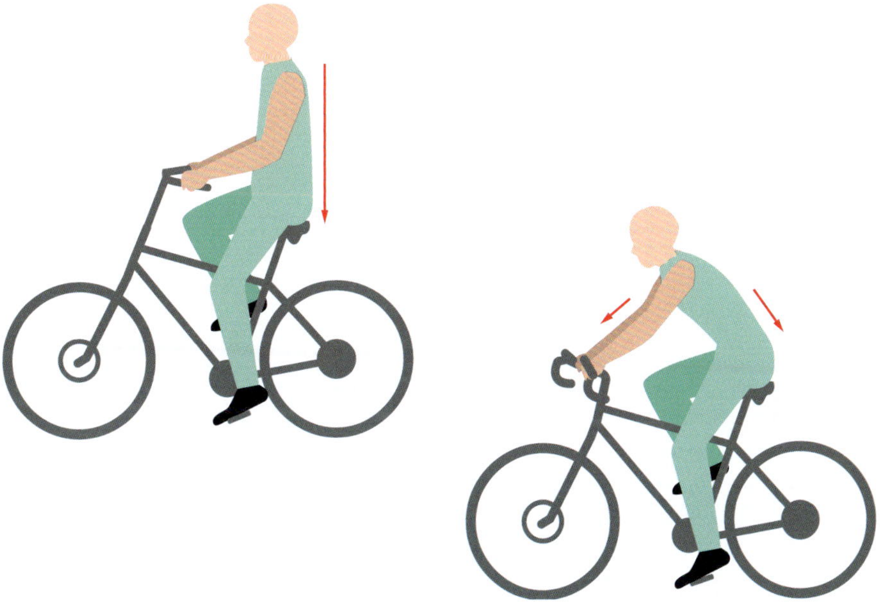

Eine aufrechte Haltung beim Rad fahren, etwa mithilfe eines sog. »Gesundheitslenkers« gewährleistet eine lotrechte Belastung der Wirbelsäule. Dabei sitzt das gesamte Oberkörpergewicht aber direkt auf der unteren Lendenwirbelsäule (Pfeil). Damit ist eine hohe axiale Last auf die Lendenwirbelsäule verbunden. In der Rennhaltung wird zwar die Wirbelsäule etwas nach vorn gebeugt (kyphosiert), dadurch aber ein Drittel des Körpergewichtes auf den Lenker übertragen.

mindestens 3–6 Monate ein Korsett trugen und ihr Training reduzierten, zeigte gute Therapieerfolge.[18]

Schwimmen und Aquatraining

Schwimmen ist möglich, sobald eine Operationswunde verheilt ist. Beim Brustschwimmen kommt die Hals- oder Lendenwirbelsäule häufig in die Lordose (Hohlkreuz), was mitunter Beschwerden bereiten kann. Besser ist meistens das Rückenschwimmen; manchmal wird auch das Kraulen gut vertragen. Beim Aquatraining schwebt der Körper im Wasser, das entlastet die Wirbelsegmente.

Gehen

Gehen ist eine gute Möglichkeit, die Ausdauer und den Kreislauf zu trainieren, ohne die Wirbelsäule stark zu belasten. Anfangs können Sie gern auch einen Rollator benutzen, um das Oberkörpergewicht darauf abzustützen (dies entlastet die Wirbelsäule etwas, Tabelle S. 96), später können Walking-Stöcke hilfreich sein. Schuhe mit gepolsterten Absätzen schützen vor starken Erschütterungen. In den ersten Wochen sollten Sie intensives Bergablaufen vermeiden.

Joggen

Beim schnellen Laufen können Belastungen auftreten, die das Körpergewicht um ein Mehrfaches übersteigen. Daher sollten Sie mit dem Lauftraining erst wieder beginnen, wenn Ihr Arzt »grünes Licht« gegeben hat. Joggen ist aber wohl nicht viel belastender als Gehen (Tabelle S. 96). Auch hier sollten Sie zunächst mit kleinen Schritten und langsamem Tempo starten, dabei Bergablaufen vermeiden und Sportschuhe mit Fersendämpfung verwenden.

Rückenschmerz und Rad fahren

Wie schon zuvor beschrieben, bedeutet das Sitzen eine höhere Wirbelsäulenbelastung als das Stehen. Das gilt auch für das Rad fahren, besonders in aufrechter Position. Zudem sitzen Sie beim Fahren auf der Straße durch die Haltung auf dem Sattel »direkt auf den Schlaglöchern«. Das kann anfangs problematisch sein.

Wenn Sie die Arme auf dem Lenker abstützen können, wird die Belastung geringer. Aber Vorsicht: Bei manchen Rückenkrankheiten oder nach einigen Operationen kann eine Rundrückenhaltung unerwünscht sein. Gerade auch bei Operationen an der Halswirbelsäule ist ein starkes Vorneigen beim Rad fahren ungünstig, weil dann der Kopf nach hinten überstreckt werden muss.

Rad fahren sollte zunächst erst einmal auf einem Ergometer trainiert werden.

Andererseits gibt es einige Wirbelsäulenkrankheiten oder -operationen, bei denen Rundrückenbildung (Kyphosierung) erlaubt ist bzw. die Beschwerden lindert. Dies ist beispielsweise bei der Wirbelgelenkarthrose (Abbildung S. 11 unten), aber auch bei der Neuroforamenstenose der Fall. In diesen Fällen würde das Lehnen nach vorn auf den Lenker die Schmerzen lindern (S. 147).

Rudern

Rudern wäre eigentlich eine gute Therapie zur Kräftigung der Rückenstrecker, aber durch die Belastung im Sitzen ist es im akuten Stadium nicht zu empfehlen.

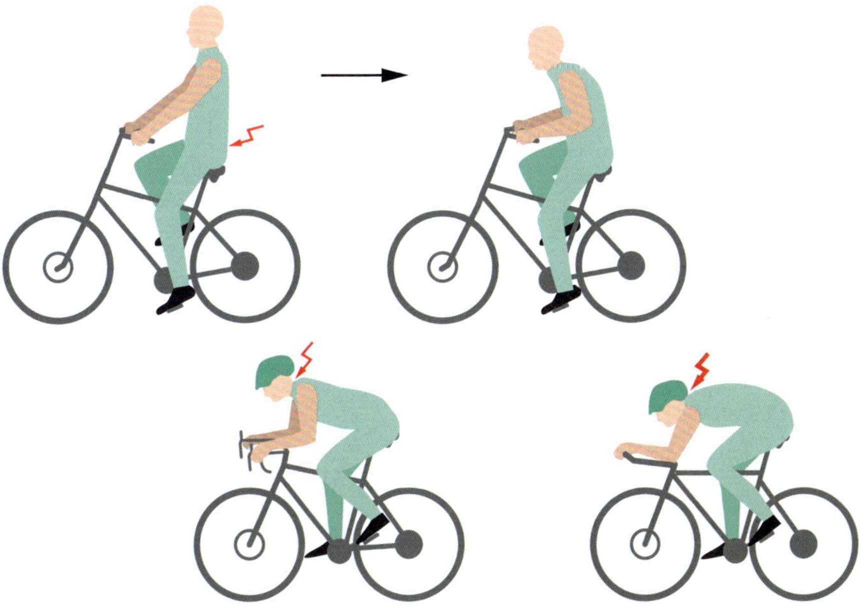

Obere Bildreihe: Manchmal kann eine vorgeneigte Haltung beim Rad fahren die Rückenbeschwerden sogar bessern: Beim Rad fahren mit aufrechtem Oberkörper können bei manchen Patienten nach einer gewissen Zeit Schmerzen auftreten. Verschwinden diese Schmerzen bei Vorneigung (Test nach Van Gelderen), liegt eine Einengung des Nervenaustrittskanals mit Kompression der Nervenwurzeln (Neuroforamenstenose) – oder einfach nur ein Wirbelgelenkverschleiß – vor.
Untere Bildreihe: Bei Krankheiten der Halswirbelsäule führt eine vorgeneigte Haltung auf dem Rad oft zur Verstärkung der Beschwerden.

Andere Sportarten

Jede Sportart hat spezifische Bewegungsmuster, die teilweise mit starken axialen Belastungen bzw. Stauchungen der Wirbelsäule verbunden sind. Dazu gehören beispielsweise das Bodenturnen, aber auch das Aufkommen nach einem Sprung beim Volleyball oder das Buckelpistenfahren im Schnee. Andere Sportarten führen zu großen Bewegungsausschlägen der Wirbelsäule, etwa Yoga, Delphinschwimmen, Speerwerfen usw., was auf Dauer auch zu Beschwerden führt. Diese Belastungen gilt es auf Dauer – oder zumindest eine Zeitlang – zu vermeiden, bis der Arzt die Sportausübung (eventuell) wieder erlaubt.

Glossar

anterior = vorn

Anulus fibrosus = Faserring der Bandscheibe

Arteriitis temporalis = Entzündung der Arterien, häufig der Kopfschlagader, was auch zur Erblindung führen kann.

Arthritis = Gelenkentzündung, meist bakteriell bedingt, aber auch eine rheumatische Ursache ist möglich

Arthrose = Gelenkverschleiß (Knorpelschwund im Gelenk)

axiale Spondylarthritis = Morbus Bechterew

Bandscheibendegeneration = Verschleiß einer Bandscheibe, mit oder ohne Vorwölbung, oder auch mit oder ohne Instabilität

Bandscheibenprotrusion = Vorwölbung der Bandscheibe. Folge: Schmerz an den Wirbelsäulenbändern durch Druck durch die Bandscheiben, aber auch Reizung der dorsalen Spinalnerven möglich (Abbildung S. 35)

Bandscheibenprolaps = Vorfall der Bandscheibe bzw. -Sequester (=abgerissener Vorfall). Folge: Häufig werden dadurch die Nerven oder das Rückenmark komprimiert (Abbildung S. 35)

Bauchmuskeln = mehrere Muskelschichten, die im Bauchbereich in verschiedenen Richtungen von den Rippen zum Becken ziehen

Bogenschlussstörung = angeborene Anomalie des Wirbelbogens; die stärkere Fehlform heißt Spina bifida

Blockierung = Minderbeweglichkeit eines Wirbelsegments, wahrscheinlich durch eine Einklemmung der Gelenkschleimhaut bedingt

BWS = Brustwirbelsäule

C5 = Bezeichnung für die Nervenwurzel, die zwischen den Halswirbeln 4 und 5 liegt

C6 = Bezeichnung für die Nervenwurzel, die zwischen den Halswirbeln 5 und 6 liegt

C7 = Bezeichnung für die Nervenwurzel, die zwischen den Halswirbeln 6 und 7 liegt

C8 = Bezeichnung für die Nervenwurzel, die zwischen dem Halswirbel 7 und Brustwirbel 1 liegt

Cauda equina = Ansammlung der im Spinalkanal verlaufenden Nervenwurzeln am Ende des Rückenmarks (etwa in Höhe des ersten Lendenwirbels)

cervical = die Halswirbelsäule betreffend

CT (Computertomographie) = Schnittbildverfahren mit Röntgenstrahlen

Degeneration = Verschleiß, Alterungsprozess

Dermatom = typisches Ausbreitungsgebiet einer Nervenwurzel in der Haut

Dornfortsatz = knöcherner Fortsatz an der Mitte des Wirbelbogens, nach hinten hervorragend

dorsal = rückseitig, hinten

Dysfunktion = Fehlfunktion

Dysplasie = angeborene Minder- oder Fehlanlage

Endoskop = röhrenförmiges medizinisches Instrument für die Diagnostik und Therapie

Facettengelenke = Wirbelgelenke

Faserring der Bandscheibe = aus festen Bindegewebsfasern (Kollagenfasern) bestehender Ring der Bandscheibe

Faszikulation = plötzlich einschießende Muskelkontraktionen, meist während einer Nervenkompression auftretend

floride = Krankheit im aktiven Stadium

Fraktur = Knochenbruch

Gallertkern der Bandscheibe (Nucleus pulposus) = schwammähnlicher, weicher Kern der Bandscheibe, der Flüssigkeit ansaugt und von innen Druck auf den Faserring ausübt

Gefügelockerung = Instabilität eines Wirbelsegmentes (Abbildung S. 27)

Halo = Gestänge zur Stabilisierung der Halswirbelsäule, wobei 4 Schrauben in den Schädelknochen geschraubt werden

Haltungsschwäche = schwache Rumpfmuskultur, die z. B. beim langen Stehen zu einem verstärkten Hohlkreuz und Rundrücken führt

Hemilaminektomie = operative teilweise Entfernung eines Wirbelbogens

Hohlkreuz = Lordose

HWS = Halswirbelsäule

Hyperextension = maximale Rückneigung der Wirbelsäule

Hypermobilität = vermehrte Beweglichkeit eines Wirbelsegmentes: Krankheitswert beim Wirbelgleiten, degenerativer Instabilität, Bänderriss u. a.

Hypomobilität = verminderte Beweglichkeit eines Wirbelsegmentes: Krankheitswert bei

»Blockierungen«, knöchernem Kontakt, zunehmender Versteifung u. a.

Hypoplasie = Minderanlage

Iliosakralfuge bzw. Iliosakralgelenk = Gelenkspalt zwischen Kreuzbein und Beckenschaufel

Instabilität = verstärkte Gefügelockerung der Wirbelsegmente (Abbildung S. 27)

ischiokrurale Muskulatur = Muskeln an der Rückseite des Oberschenkels

interlaminär = durch zwei benachbarte Wirbelbögen hindurch

intradiskal = innerhalb der Bandscheibe, also im Bereich des Gallertkerns

intraforaminal = im (Neuro)-Foramen liegend

isometrisch = ohne große Bewegungen

Knochenszintigraphie = es wird ein leicht radioaktives Medikament gespritzt, welches in entzündlichen Bereichen des Körpers vermehrt angelagert und dann gemessen werden kann.

kolikartig = Koliken sind krampfartige, oft dumpfe Schmerzen im Bauchbereich, die an- und abschwellen und häufig mit Übelkeit einhergehen.

Kyphoplastie = Einbringung von Knochenzement in einen deformierten Wirbelkörper, nachdem die Form des Wirbelkörpers mit Ballon oder Spreizern wieder hergestellt wurde

Kyphose = Rundrückenbildung, im Bereich der Brustwirbelsäule ist der Rundrücken bis zu einem gewissen Grad normal.

Kyphosierung = aktive oder passive Bewegungsänderung der Wirbelsäule mit vermehrter Rundrückenbildung (z. B.: »Katzenbuckel machen«)

L1 = Bezeichnung für die Nervenwurzel, die zwischen den Lendenwirbeln 1 und 2 liegt

L2, L3, L4 = Bezeichnung für die Nervenwurzeln, die jeweils zwischen den Lendenwirbeln 2/3, 3/4 oder 4/5 liegen

L5 = Bezeichnung für die Nervenwurzel, zwischen Lendenwirbel 5 und Kreuzwirbel SW1

Laminektomie = operative Entfernung eines Wirbelbogens

lateral = seitlich

ligamentär = die Bänder betreffend

Lig. = Ligamentum = Band

Lig. interspinale = Lig. interspinosum = Band zwischen den Dornfortsätzen der Wirbelkörper

Lig. flavum = gelbes Band, an der Innenseite der Wirbelbögen verlaufend

lumbal = die Lendenwirbelsäule betreffend

lumbosakraler Übergang = Übergang von der Lendenwirbelsäule zum Kreuzbein

Lumbosakralwinkel = Winkel zwischen Lendenwirbelsäule und Kreuzbein

Liquor = Flüssigkeit, die sich im Rückenmark und ihm Gehirn befindet

Lokalanaesthetika = Betäubungsmittel

Lordose = Hohlkreuz, im Bereich der Lendenwirbelsäule ist das Hohlkreuz bis zu einem gewissen Grad normal

Lordosierung = aktive oder passive Bewegungsänderung der Wirbelsäule mit vermehrter Hohlkreuzbildung

LWS = Lendenwirbelsäule

minimalinvasiv = operativer Eingriff mit nur minimaler Gewebsschädigung

M. (Musculus) = Muskel

M. (Musculus) erector spinae = Rückenstrecker = Aufrichte-Muskel der Wirbelsäule

M. (Musculus) quadratus lumborum = Muskel zwischen Beckenkamm und unteren Rippen

M. latissimus dorsi = Muskel von der Lendenwirbelsäule bis an die Innenseite des Oberarmes reichend

M. iliocostalis = ebenfalls ein Rückenstrecker = Aufrichte-Muskel der Wirbelsäule

M. iliopsoas = starker Hüftbeuger, der von der Lendenwirbelsäule zur Innenseite des Oberschenkels reicht

Manipulation der Wirbelsegmente = durch kleine manuelle Kraftimpulse auf ein Wirbelsegment können Blockierungen gelöst werden (sog. »Einrenken« oder »Knacken«).

Mobilisierung der Wirbelsegmente = durch leichten wiederholten manuellen Druck auf ein Wirbelsegment werden Bewegungseinschränkungen gebessert.

Morbus Baastrup = knöcherner Kontakt der Dornfortsätze der Wirbelkörper, Schmerzen entstehen dabei vor allem bei Rückneigung des Oberkörpers.

Morbus Bechterew (axiale Spondylarthritis) = meist erbliche Krankheit aus dem rheumatischen Formenkreis mit zunehmender Versteifung der Wirbelsäule, Schmerzen auch in der Iliosakralfuge und oft auch mit Augenentzündung, Fersenschmerzen, Einschränkung der Atembreite verbunden

Morbus Paget = Knochenkrankheit mit ungeregeltem Knochenauf- und abbau

Morbus Scheuermann = Schwäche der knöchernen Struktur der Wirbelkörper in der Wachstumsphase, wodurch es bei Jugendlichen zu Eindellungen oder Einbrüchen der Grund- oder Deckplatten der Wirbelkörper kommen kann

MRT (Magnetresonanztomographie, oder auch Kernspintomographie) = Schnittbildverfahren mit magnetischen Feldern

Multiple Sklerose = chronische, entzündliche Erkrankung des zentralen Nervensystems

Myelon = Rückenmark

myofaszielle Dysfunktion = Störung bzw. Verspannungen der Muskulatur unklarer Ursache

Nabelhernie = Schwäche und Vorwölbung der Bauchdecke im Nabelbereich

Nerv = elektrisches Leitungssystem, das Muskeln innerviert oder Berührung bzw. Schmerzen zum Gehirn leitet. Ein durchgeschnittener oder stark komprimierter Nerv kann im Laufe von Monaten wieder heilen. Dauert die Kompression aber wochenlang, ist die Heilung nicht mehr möglich.

Nervenkompression = Druck auf einen Nerv, an der Wirbelsäule beispielsweise durch einen Faserring, Gallertkern, Knochenvorsprünge oder -bruchstücke, zu engen Spinalkanal, Hämatom usw.

Nervenleitgeschwindigkeit (NLG) = mit Elektroden gemessene Geschwindigkeit der Nervenleitung. Sie ist bei Erkrankungen des Nervs (Druckschaden, Polyneuropahtie usw.) vermindert.

Nervenwurzel = der vordere (motorische) oder hintere (sensible) Abgang eines Nervenstrangs des Rückenmarks (jeweils rechts und links). Die hintere Nervenwurzel versorgt ein bestimmtes Dermatom der Haut, die vordere Nervenwurzel bestimmte Muskeln. Die Nervenwurzeln vereinigen sich im Nervenaustrittskanal (Neuroforamen) zu Spinalnerven).

Neuroforamen = Foramen = Nervenaustrittskanal. Hier gelangt der Spinalnerv nach außerhalb der Wirbelsäule (Abbildung Lendenwirbelsäule S. 11)

Neuroforamenstenose = intraforaminale Stenose = Einengung des Nervenaustrittskanals, oft durch eine kleine Bandscheibenvorwölbung oder auch durch Knochenwülste

neuropathisch = durch Krankheit oder Verletzung eines Nervens bedingt

Nucleus pulposus = Bandscheibenkern (= Gallertmasse)

Orthese = Stabilisierendes Hilfsmittel wie etwa eine Schiene, Korsett

Osteochondrose = Verschleißerscheinung der Wirbelsegmente

Osteoporose = erblich bedingter Knochenschwund ab etwa dem 50. Lebensjahr

Osteomalazie = Knochenkrankheit unabhängig vom Alter mit zunehmender Entkalkung aus verschiedenen Ursachen

paraspinale Muskulatur = Muskeln, die neben der Wirbelsäule verlaufen

pathologische Instabilität = vermehrte Beweglichkeit eines Wirbelsegmentes, meist durch degenerative Gefügelockerung, oder auch nach Bandzerrung oder -riss)

Polyneuropathie = Erkrankung der Nerven durch verschiedenste Ursachen

posterior = hinten

Prolaps = Vorfall der Bandscheibe

Protrusion = Vorwölbung der Bandscheibe

Psoriasis = Schuppenflechte

Querfortsatz = knöcherner Fortsatz an beiden Seiten des Wirbelbogens

Rectushernie = Schwäche und Vorwölbung der Bauchdecke in der Bauchmitte

Rheumatische Krankheiten = dazu zählen die Polyarthritis rheumatica, die Polymyalgia rheumatica u. a.

Rückenstrecker, Rückenrotatoren = Muskeln, die den Rücken strecken bzw. rotieren

Rundrücken = Kyphose

S1 = Bezeichnung für die Nervenwurzel, die zwischen Kreuzbeinwirbel 1 und 2 liegt

sacral = sakral = das Kreuzbein betreffend

Sakrum = Sacrum = Kreuzbein

Scalenussyndrom = Enge für Halsnerven oder Blutgefäße durch die Scalenusmuskeln

Segment LW 4/5 = Wirbelsegment von Lendenwirbelkörper 4 und 5

Segment LW 5/SW 1 = unterstes Wirbelsegment zwischen Lendenwirbelkörper 5 und Steißwirbel 1

segmentale Dysfunktion = Bewegungseinschränkung eines Wirbelsegmentes in eine

Richtung (auch »Blockierung« genannt)

Sequester = abgerissener Bandscheibenvorfall

Sklerosierung = Verkalkung

Skoliose = seitliche Verkrümmung der Wirbelsäule, die im Anfangsstadium oft erst beim Vorneigen zu erkennen ist; im Erwachsenenalter ist der verkrümmte Abschnitt fest und unbeweglich.

skoliotische Fehlhaltung = eine schmerzbedingte Fehlhaltung mit Seitverbiegung der Lendenwirbelsäule, die sich nach Rückgang der Schmerzen meist von selbst löst

Spina bifida = Entwicklungsstörung der unteren Wirbelsäule, häufig mit unvollständigem Bogenschluss der Wirbelsäue

Spinalkanalstenose = spinale Stenose = Verengung des Spinalkanals durch Knochen, verdickte Bänder, Zysten, oder/und vorgewölbte Bandscheiben

Spinalnerv (Nervus spinalis) = der über seine Vorder- und Hinterwurzel (jeweils rechts und links) vom Rückenmark abgehende Nerv, der einem Wirbelsegment zugeordnet ist.

Spondylodese = operative Wirbelsäulenversteifung

Spondylarthrose = Verschleiß eines kleinen Wirbelgelenkes, Wirbelgelenkarthrose

Spondylolyse = einseitiger Wirbelgelenkfortsatz-Spalt, die Folge davon ist oft ein Drehgleiten

Spondylolisthesis = beidseitiger Wirbelgelenkfortsatz-Spalt, die Folge davon ist oft ein Wirbelgleiten nach vorne

Spondylitis = entzündliche Veränderungen der Wirbelkörper oder Gelenke durch Bakterien, Pilze

Spongiosa = Knochenbälkchen aus dem Inneren einer Knochenröhre

subligamentär = unter dem Band liegend

Syringomyelie = Ausbildung einer flüssigkeitsgefüllten Höhle im Rückenmark, die vor allem im Bereich des Halsmarkes und des Brustmarkes eintreten kann

Stenose = Einengung durch Bandscheiben, Knochen oder verdickte Bänder. Typischerweise kann der Spinalkanal oder aber auch das Neuroforamen eingeengt sein

Th1 = Bezeichnung für die Nervenwurzel, die zwischen Brustwirbel 1 und 2 liegt

Th12 = Nervenwurzel, die zwischen Brustwirbel 12 und LW 1 liegt

TENS (transkutane elektrische Nervenstimulation) = schmerzlindernde Stromform mit Oberflächenelektroden

thorakal = die Brustwirbelsäule betreffend

transforaminaler Zugang = Operation mit einem Endoskop von der Seite der Wirbelsäule durch das Foramen

Triggerpunkte = meist lokale Punkte am Körper, die auf Druck sehr schmerzhaft reagieren und möglicherweise auf lokale Verspannungen der Muskulatur hinweisen

Tumor = Schwellung, kann gutartig oder bösartig sein (Beispiele: Knochentumore, Nieren-, Blasen-, Lungen-, Unterbauchtumore, Metastasen)

ventral = vorn, auf der Vorderseite

Vorfall = Prolaps = Bandscheibenvorfall

Wirbelbogen = der knöcherne Bogen an der Rückseite eines Wirbelkörpers

Wirbelgelenke = werden durch die Gelenkfortsätze an den Wirbelbögen gebildet

Wirbelgelenkarthrose = Spondylarthrose: Verschleiß der kleinen Wirbelgelenke. Hierbei kommt es oft zu knöchernen Wülsten an den Gelenkrändern, welche manchmal die Nerven irritieren können.

Wirbelgleiten = Spondylolisthesis: Vorwärts- oder Rückwärtsgleiten eines Wirbelkörpers

Wirbelkörper = zylindrisch geformter Wirbelknochen

Wirbelsäulenbänder = feste, stoffähnliche Faserbänder aus Bindegewebe an der Vorder- und Rückseite der Wirbelkörper, außerdem zwischen den Wirbelbögen (Lig. flavum) und zwischen den Dornfortsätzen

Wirbelsegment = beweglicher Wirbelsäulenabschnitt, bestehend aus einem oberen und einem unteren knöchernen Wirbelkörper und der dazwischen liegenden Bandscheibe

Zoster (Herpes zoster) = Gürtelrose, eine durch Varizellen-Viren ausgelöste Infektionskrankheit mit gürtelförmigem Befall eines oder mehrerer Nerven

Zyste = Hohlraum im Körper, meist mit Flüssigkeit gefüllt

Quellenangaben

1 Definition der IASP = International Association for the Study of Pain 1986

2 Brinckmann, P.: Verformung von Bandscheibe und Wirbelkörper unter Belastung. Z. Orthop 124, 63–68, 1986

3 Krämer, J., Wilcke, A.: Spontanverlauf bei bandscheibenbedingten Erkrankungen. Orthop. Praxis, 12, 728–731, 1988

4 Nachemson, A.: Physiotherapy for low back pain patients. A critical look. Scand J Rehabil Med, 1, 85–90, 1969

5 Nachemson, A.: Physiotherapy for low back pain patients. A critical look. Scand J Rehabil Med, 1, 85–90, 1969

6 Nachemson, A.: Physiotherapy for low back pain patients. A critical look. Scand J Rehabil Med, 1, 85–90, 1969

7 Wheeler, A. H., Hanley, E. N., Jr.: Nonoperative treatment for low back pain. Rest to restoration. Spine, 20, 375–378, 1995

8 Wheeler, A. H., Hanley, E. N., Jr.: Nonoperative treatment for low back pain. Rest to restoration. Spine, 20, 375–378, 1995

9 Mayer, H. M., Heider, F. C.: Der lumbale Bandscheibenvorfall. Orthopädie und Unfallchirurgie up2date 11 OE2016 OE427–447 OEDOI: http://dx.doi.org/10.1055/s-0042–105603 OEVNR 2760512016149750907

10 Blom, A.W, Donovan, R. L., Beswick, A. D., Whitehouse, M. R., Kunutsor, S. K.: Common elective orthopaedic procedures and their clinical effectiveness: umbrella review of level 1 evidence. BMJ; 374, 2021 doi: https://doi.org/10.1136/bmj.n1511 (Published 08 July 2021) Cite this as: BMJ 2021;374:n1511

11 Keite, A. F.: Nutzen und Möglichkeiten von Anulus-Teilersatzverfahren im Rahmen der operativen Behandlung lumbaler Bandscheibenvorfälle. Dissertation Universität Düsseldorf, 2020

12 Brinckmann, P.: Verformung von Bandscheibe und Wirbelkörper unter Belastung. Z. Orthop 124, 63–68, 1986

13 Wheeler, A. H., Hanley, E. N., Jr.: Nonoperative treatment for low back pain. Rest to restoration. Spine, 20, 375–378, 1995

14 McGill, S. M.: Electromyographic activity of the abdominal and low back musculature during the generation of isometric and dynamic axial trunk torque: Implications for lumbar mechanics. J. Orthopaedic Research, 9, 91–103, 1991

15 McGill, S. M.: Electromyographic activity of the abdominal and low back musculature during the generation of isometric and dynamic axial trunk torque: Implications for lumbar mechanics. J. Orthopaedic Research, 9, 91–103, 1991

16 Callaghan, J. P., Gunning, J. L., McGill, S. M.: The relationship between lumbar spine load and muscle activity during extensor exercises. Physical Therapy, 78, 8–18, 1998

17 Ritsch, M.: Bodybuilding. In GOTS-Manual Sporttraumatologie, Engelhardt, M., Hintermann, B. & Segesser, B. (eds). Hans Huber Verlag: Bern, Göttingen, Toronto, Seattle. 1997

18 Nyska, M., Constantini, N., Calé-Benzoor, M., Back, Z., Kahn, G., Mann, G.: Spondylolysis as a cause of low back pain in swimmers. Int J Sports Med 21(5):375–379, 2000

19 Mayer, H. M., Heider, F. C.: Der lumbale Bandscheibenvorfall. Orthopädie und Unfallchirurgie up2date 11 OE2016 OE427–447 OEDOI: http://dx.doi.org/10.1055/s-0042–105603 OEVNR 2760512016149750907

20 Krämer, J.: Pressure dependent fluid shifts in the intervertebral disc. Orthop Clin North Am, 8, 211–216, 1977

21 Wilke, H. J., Neef, P., Caimi, M., Hoogland, T., Claes, L. E.: Neue intradiskale in-vitro- Druckmessung bei Alltagsbedingungen. In »Die traumatische und degenerative Bandscheibe«, Hrsg. H.H. Wilke, J. E. Cales, Der Unfallchirurg, Heft 271, Springer Verlag Berlin Heidelberg 1999

22 Konrad, P.: Experimentell abgesicherte Trainingshinweise zur Haltungskoordinierung und zu ausgewählten Kraftübungen für die Rumpfmuskulatur. Die Säule 3, 2000

23 Andersson, G., Örtengren, R., Nachemson, A. L., Elfström, G., Broman, H.: The sitting posture: An electromyographic and discometric study. Orthopedic Clinics of North America, Vol. 6, No.1, Januar 1975

24 Konrad, P.: Experimentell abgesicherte Trainingshinweise zur Haltungskoordinierung und zu ausgewählten Kraftübungen für die Rumpfmuskulatur. Die Säule 3, 2000

25 Axler, C. T., McGill, S. M.: Low back loads over a variety of abdominal exercises: searching for the safest abdominal challenge. Medicine & Science in Sports & Exercise, 804–11, 1997

26 Axler, C. T., McGill, S. M.: Low back loads over a variety of abdominal exercises: searching for the safest abdominal challenge. Medicine & Science in Sports & Exercise, 804–11, 1997

Sachverzeichnis

Bibliografische Information der Deutschen Nationalbibliothek
Die Deutsche Nationalbibliothek verzeichnet diese Publikation in der Deutschen Nationalbibliografie; detaillierte bibliografische Daten sind im Internet über http://dnb.d-nb.de abrufbar.

Programmplanung: Celestina Filbrandt
Projektmanagement: Sabine Ilg
Redaktion: Magdalena Kieser
Bildredaktion: Christoph Frick
Umschlaggestaltung: © Thieme
Innen-Layout: CYCLUS · Visuelle Kommunikation, Stuttgart

Bildnachweis
Umschlagmotiv und Bild S. 3: © H. Münch/Thieme
Autorenfoto: T. Schönle
Fotos im Innenteil: S. 11, 27, 34, 41, 52, 82, 90: Ch. Schönle; alle anderen Fotos: © H. Münch/Thieme
Die abgebildeten Personen haben in keiner Weise etwas mit dem Thema zu tun.
Zeichnungen: S. 4, 5, 19, 21, 32, 35-40, 104 oben, 108-109, 147, 149: Christine Lackner, Ittlingen; S. 55: Ch. Schönle

TRIAS Verlag in Georg Thieme Verlag KG
Rüdigerstraße 14, 70469Stuttgart

Satz: CYCLUS · Media Produktion, Stuttgart
Druck: AZ Druck und Datentechnik GmbH, Kempten

Gedruckt auf chlorfrei gebleichtem Papier

Printed in Germany

ISBN 978-3432-11541-2
eISBN (ePub) 978-3432-11542-9

1 2 3 4 5 6

Wichtiger Hinweis: Wie jede Wissenschaft ist die Medizin ständigen Entwicklungen unterworfen. Forschung und klinische Erfahrung erweitern unsere Erkenntnisse. Ganz besonders gilt das für die Behandlung und die medikamentöse Therapie. Bei allen in diesem Werk erwähnten Dosierungen oder Applikationen, bei Rezepten und Übungsanleitungen, bei Empfehlungen und Tipps dürfen Sie darauf vertrauen: Autoren, Herausgeber und Verlag haben große Sorgfalt darauf verwandt, dass diese Angaben dem Wissensstand bei Fertigstellung des Werkes entsprechen. Rezepte werden gekocht und ausprobiert. Übungen und Übungsreihen haben sich in der Praxis erfolgreich bewährt.Eine Garantie kann jedoch nicht übernommen werden. Eine Haftung des Autors, des Verlags oder seiner Beauftragten für Personen-, Sach- oder Vermögensschäden ist ausgeschlossen.

Wo datenschutzrechtlich erforderlich, wurden die Namen und weitere Daten von Personen redaktionell verändert (Tarnnamen). Dies ist grundsätzlich der Fall bei Patient*innen, ihren Angehörigen und Freund*innen, z.T. auch bei weiteren Personen, die z. B. in die Behandlung von Patient*innen eingebunden sind.

Neue Power **durch Yoga**

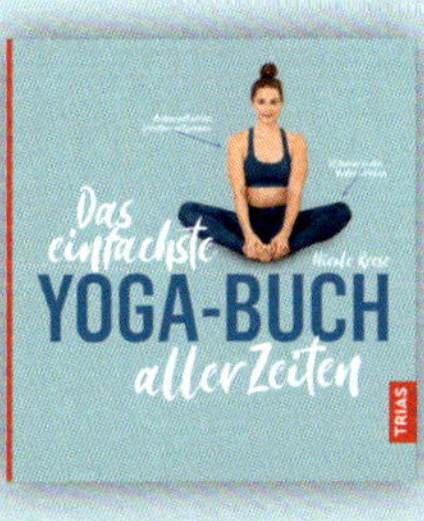

Nicole Reese
Das einfachste Yoga-Buch aller Zeiten

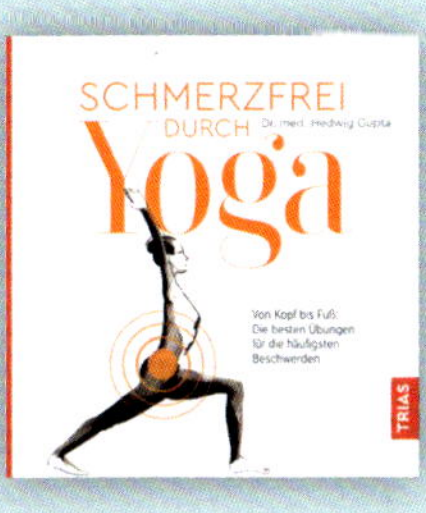

Hedwig Gupta
Schmerzfrei durch Yoga

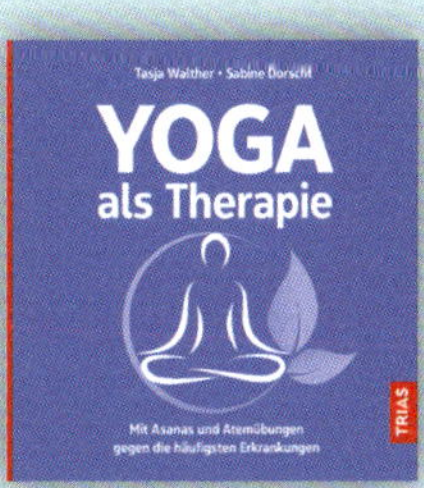

Tasja Walther
Yoga als Therapie

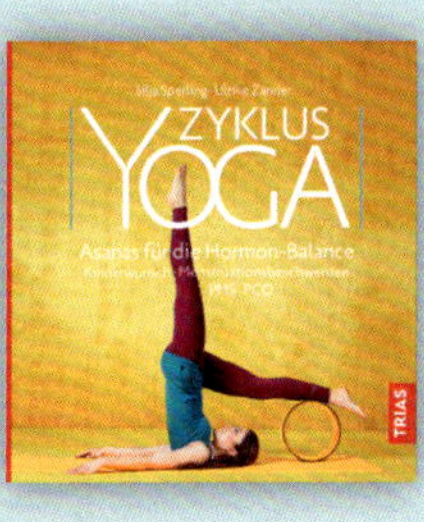

Silja Sperling
Zyklus-Yoga

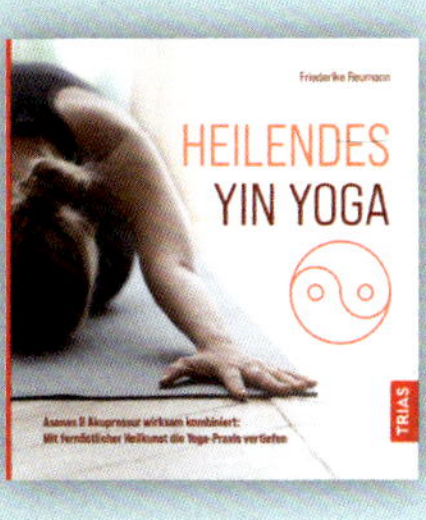

Friederike Reumann
Heilendes Yin Yoga

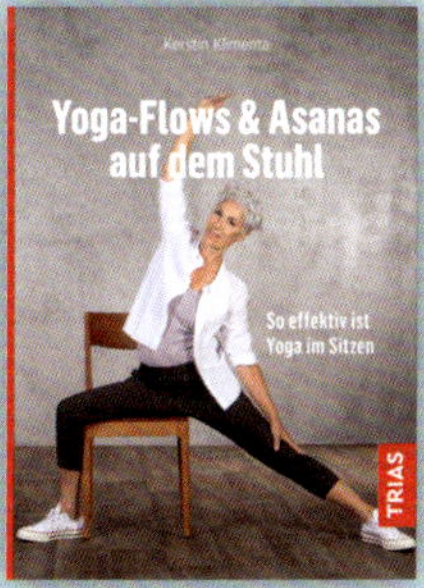

Kerstin Klimenta
Yoga - Flows & Asanas auf dem Stuhl

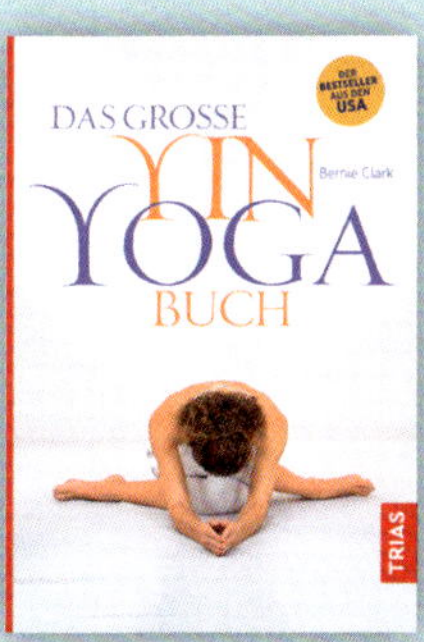

Bernie Clark
Das große Yin-Yoga-Buch

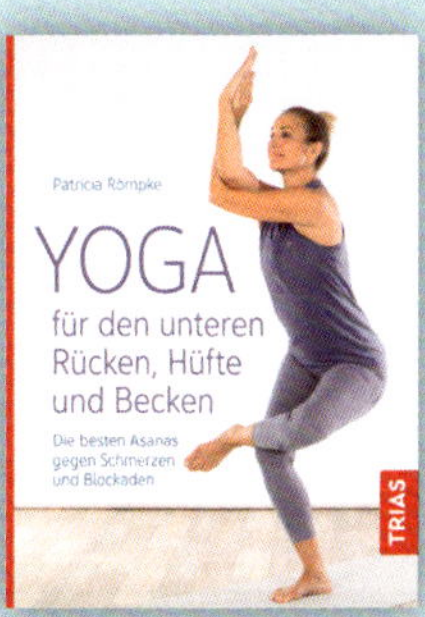

Patricia Römpke
Yoga für den unteren Rücken, Hüfte und Becken

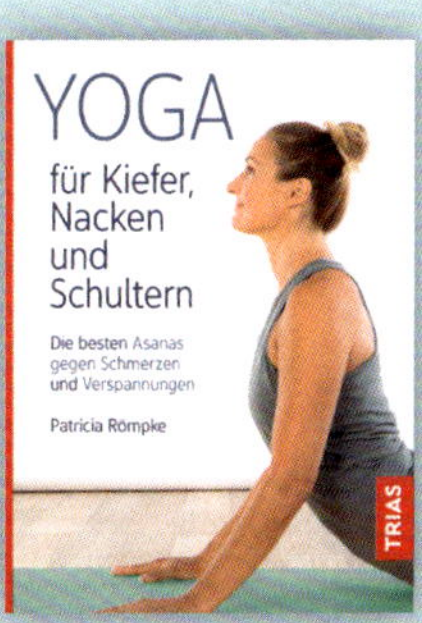

Patricia Römpke
Yoga für Kiefer, Nacken und Schultern

TRIAS

Auch erhältlich als E-Book!

Mehr Bücher finden Sie hier:
www.trias-verlag.de